JN044425

遙かなる赤ちゃんの外科

長屋昌宏
Nagaya Masahiro

風媒社

序・人生の節々

村の農民は壊れた農機具の修理を鍛冶屋に委ねる。引き受けた鍛冶屋は、そのための部品がないと分かると損得なしに自分で作って修理をする。それは、農民が修理された器具を使って田畑を耕す姿を見ることが喜びであり、誇りであるからだ。山村の郵便局員は、正月に遅れないように深い根雪を分けて山奥の一軒家へ年賀状を届ける。それは、受け取った家族が炬燵に入りながら賀状を確かめ合う姿が目に浮かび、それを成し遂げたことが彼の喜びであり、誇りであるからである。患者は自らの不調を医師に委ねる。医師は昼夜を問わず病気を治し苦痛を和らげる。それは、元気になった患者の姿を見ることが喜びであり、誇りであるからである。それぞれが自らの仕事に誇りをもって生きている。

私の両親はともに明治の後半の生まれで、観念的にもその時代のしきたりを色濃く残した人たちであった。子どもの育て方にもそれが表れており、家督を継ぐのは長男の兄で、次男の私は兄のスペアの位置に置かれていた。そして、兄の成長が順調であれば、弟はやがて独立させて家から出すという思いがあったのだろう、私に対してはできる範囲で自由にそして自立した道を歩ませてくれたように思われる。だからであろうか、私はどこかに僻み根性の備わった粗野な少年として育っていった。

私は地元の愛知県立時習館高等学校に学んだが、そこに熊谷三郎という教育者がいた。彼は、戦後の新しい教育体制にあっても十八年という長い期間を校長として勤められ、高等教育のあり方を示しながら、「反骨精神と独立自尊」という校風を築き上げた。そして、校訓として、「自ら考え、自ら成す」を掲げ、これを学校全体に浸透させた。卒業式の訓辞では、「この校訓を忘れることなく、やがて中間管理者になったとしても、他に迎合することなく自らの信念に沿って行動しなさい」と励まされ、それを実践するために大切なことは「孤独に耐える勇気」を備えることだと諭された。

私が医学生であった昭和三〇年代には、現在のような情報網はないに等しく、知識の源は学校での講義と教科書だけであった。電話帳の番号合わせのような暗記ものの多い医学部の退屈な講義には一向に身が入らず、私は、「人が病むというのはどういう状況を言うのだろう」と漠然と考えていた。そんな時に、ドイツのフライベルク大学のフランツ・ビュッヒナー教授の病理学総論（Allgemeine Pathologie）という本を海賊版、つまり闇で流通していたモノクロのコピー製本で手に入れた。冷暖房のない学生寮の四畳半で、難解のドイツ語で書かれた教科書を、辞書を頼りに翻訳するがごとく遅々と読み進んだ頃を思い出す。約一年をかけてようやく読み終えたころに、病態を暗記の世界からではなく、科学のひとつとして理屈でとらえる執筆者の信念を肌で感じられるようになっていた。それを知ってから、私は理屈に沿って考える医学に魅力を感じるようになったのである。今もってこの習慣は私の医療の骨子になっている。

やがて医者になった私は、外科医としての基礎を静岡県東部にあった国立沼津病院に学んだ。そこに当時まだ四〇歳代半ばの飯田幹穂という外科部長がいた。彼は、心臓を除く全ての臓器をこなす手術の匠であった。私は赴任してじきに彼のなす技に心酔していったが、同時に、医師としての生きざまにも魅せられたのである。そこで三年半を過ごす中で、彼から多くのことを教わったが、なかでも「臨床研究者を目指すのであれば、野に立って患者と向き合い、彼らに利することを求めるところから真理を探り当てる姿勢であらねばならない」というお言葉は、私のその後の生活のある時には戒めとなり、また別の時には糧となったのである。

こういった人生の節々で軸のぶれない先人から教わった一つ一つが、私の臨床研究者としての骨子をかたどってきた。そして、外科学の中でも最も少数派の小児外科を専攻し、しかも先天異常という当時の医学的には未開であり、社会的にも理解の届かなかった分野の子どもたちと何の衒いもなく自然体で関わって来られたのは、これらの教えがあったからこそと思っている。

本書では、私の記憶にいろいろな姿で残された事例を思い出しながら、先天異常が中心の赤ちゃんの外科に取り組んだ、まさに手作りの臨床をふり返る。

目次

第1章

赤ちゃんの外科の紹介

どうして赤ちゃんの外科であったのか

私は昭和三八（一九六三）年に名古屋大学医学部を卒業して、四季折々の自然に囲まれた信州諏訪市にある日赤病院で一年間のインターン生活を送った。そのあと、医師免許証を取得して母校の第一外科へ入局した。そして、圧倒的な力を有する教授に命ぜられるがまま岐阜県の山間の小病院へ赴任した。そこでの退屈な二年間を耐えた後、昭和四一（一九六六）年一二月から約三年六カ月間を伊豆半島の付け根にある国立沼津病院（現・国立病院機構静岡医療センター）外科にお世話になった。今から五十年程前の三〇歳前後のことである。

ある外科医に魅せられて

この病院は約二〇〇名の医師で構成され、富士山の裾野から伊豆半島の西海岸に連なる市町の基幹病院として立派に活動していた。その中での外科は、四〇歳ちょっとの飯田幹穂部長が指揮を執られていたが、彼は平時でも手術用のゴム手袋をはめた時と同じように軽く丸まった左手をされており、それだけでも真似のできない匠(たくみ)であった。舌なめずりをするようなしぐさで術野を切り開いていかれる姿を今でも思い浮かべることができる。彼は、頭から足の先までの腫瘍を中心にした一般外科をこなされたが、当時には稀であった外傷などの救急外科にも興味を示された。それに加えて、医師の在り方を常にお考えになっていたようで、私にも、「九九%ダメだと分かっていても一%の望みがあるならば、あきらめずに手術せよ」とか、「外科医にとって大切なことは技もさることながら、それをなす前の判断力だ」、といった理念を植え付けてくださった。そして、「国立病院の医師は、診療のみではなく研究を含めた医療の先頭に立って、その在り方の範にならないといけない」と諭された。

こうして私は、彼の手術の技のみならず生きざまにも魅せられていき、そこから外科医の真髄を知り、併せて、臨床研究者としての過ごし方を基礎から学んだのである。この時に身に着けた診療態度は現在におよんでも何の錆もなく私の心に刻まれている。

私を治す騎士(ナイト)がほしい

飯田部長の手術が地域に広く知られるところになって多くの患者さんが集まってきた。それに、この病院が厚生省の治験対象施設にもなっていたこともあって、医師会を通して乳がんや胃がんの患者さんが多く来院した。そして、彼らの大多数が飯田部長の技で蘇(よみがえ)り、満面に感謝の意を表しながら退院していった。私は、それらの姿を目の当たりにして、がん治療の主体は外科にあり、がんをいかに取り切るかを学ぶ外科学こそが私の将来であると思うようになっていった。

しかし、私のこの信仰に近い考えに、わずかの歪（ひずみ）の生じる時が来た。

ある時、三〇歳代半ばの日焼けをした女性が胃がんで入院してきた。すでに進行胃がんであったが、飯田部長の執刀で元凶はことごとく処理され、一と月ほどで何の憂いもなく退院していった。

それから半年ほどが経った時であったと思う、彼女は外来診察の後、元気はつらつとした表情で、

「先生方四人で私のゴルフ場へ来てください」といわれた。

彼女がキャディーをしていることを知っていた私は、部長に話しておくねと答えた。

それから一カ月ほどして、私たちは元箱根にある箱根園ゴルフ場の一番ティーグラウンドに立っていた。彼女は制服をキリッと身につけて、ローカル・ルールとコースの説明をしてくれた。

箱根はすぐに霧が出る。この朝も霧が濃く立ち込めてコースの方向すらも分からないほどであった。

「どの方向へ打ったらいいの？」と不安がる私に、

「ティーマークを結ぶ線に直角の方向が真ん中ですから、それを念頭に打ってください。打たれた後は私に任せてください」と胸を張った。

そして、私たちが霧の中へボールを打ち込むと、「右のガードバンカーの左淵」とか、「左の一本木の根元」と見えているかのようにその位置を見計らった。果たせるかな、霧の中を歩いていくと、彼女が言ったとおりの場所にそれぞれのボールがあったのである。私の五十数年におよぶゴルフ歴で、プレーヤーのスイングをみながら瞬時に球筋を判断し、これほど正確に打球の方向と距離を定めることのできるキャディーさんを他に知らない。

数ホールを消化した頃には霧も晴れ、残りのホールを楽しく和やかに回ったのだが、その間、彼女はてきぱきと動き回り、病から蘇った幸福感と感謝の思いを満面の笑みに浮かべてみせた。

しかし、それから六カ月ほどが経った時である。彼女が家人に付き添われて受診してきた。やせ細り、すでに黄疸が出ていて、がんが再発していることは明らかであった。彼女は私と視線を合わすこともせず、全てを諦めたかのように無気力な振舞いに変わっていた。

またある時、今度はもっと若いお母さんが乳がんで入院してきた。まだ四歳の子どもがそばについていていた。当時米国留学から母校へ帰られたばかりの先生の勧められる最新の術式で根治術が行われた。ハルステットの拡大乳房切除術である。私はこの手術のお手伝いをして、これは完ぺきに取れたなと感じていた。患者さんは術後の放射線治療も順調にこなされて退院していった。

それから二年ほどが経ったある日、彼女が血痰を主訴に受診してきた。胸痛も伴っていた。早速X線検査を行うと、両肺野に多数の結節像があり、乳がんの肺転移であろうと診断された。ただちに入院していただいて、放射線や薬物による治療が試みられた。しかし、それらの効果が思うようには得られず、彼女の、「せめて子どもが入学するまで生きていたい。ランドセルを背負った姿を見たいのです」という願いが辛うじてかなえられた日を境にして、坂道を転がるように逝ってしまった。そして、ご遺体を移した後の枕を片付けると、そこに書置きが残されており、「私を治してくれる騎士（ナイト）がほしい」と記されていた。主治医として何もできなかった私は、当然のことと思いながらも激しい屈辱感に襲われたのである。

がんは外科治療では克服できない

これらの悲しい事例を経験するうちに、私は、がんは外科治療では克服できないのではないかと感じるようになった。それは、私が人生の師とあおぐ外科部長が手術をして、局所的にはがんを完全に取りきったと思えても、数年先に再発という忌まわしい現実になって帰ってくる患者さんのいることを知って、「この疾患を局所的にとらえることが間違いで、全身疾患としてとらえるべきだ」という観念に行き着いたからである。

がんという疾患が初めは胃とか乳房といった局所に表現されるところから、それを取りきるという発想に連なり、そこに学問としての外科学が成立している。しかし、実はそこが間違っており、がんの本当の原因はもっと全身的な要因にあるに違いないと気がついたのである。したがって、がんの手術療法は機能障害などの局所の愁訴を改善させるためには有効であろうが、がんそのものを根本から治すことにはなりえないと思うようになったのである。そして近い将来、がんは手術に代わって白血病と同じように薬剤や放射線などで内科的に管理される時代が来るであろうと考えるようになった。そういった観念が膨らむにつれて、私のがんに対する外科治療への情熱が減衰していったのである。

先天異常への挑戦

私は専門職として小児外科を専攻した。そこに大きな魅力を感じていたからではなく、がんに対する外科治療に研究者としての疑念を抱き始めていた時に、たまたま母校に小児外科学という新しい研究班ができ、そこに勧誘されたからである。したがって、何の思惑もなく、はなはだ場当たり的な選択であったのである。昭和四五（一九七〇）年、私が三一歳の時である。

小児外科は字のごとく一五歳未満の子どもを対象にした一般外科であるが、専門分野としての主な診療対象は小児がんと赤ちゃんを中心にした先天異常の外科的治療である。それらのうち、小児がんは成人と同じような経過をとることが多く、私は前述した理由からこの子どもたちの治療にほとばしる情熱を覚えるまでに至らなかった。それに対して、先天異常という不幸を背負って生まれた赤ちゃんを手術によって回復させ、そして、その子どもたちの成長を見届ける新生児外科学は、それまでになかった体験になり、私はそこに瑞々(みずみず)しい喜びを覚えていったのである。

そして、私が勤めた愛知県心身障害者コロニーに当時の日本に有数の新生児センターがあり、先天異常の赤ちゃんが多く入院してきたことも私の気持ちを後押しした。

さらに、その頃の日本における新生児外科学はまさに黎明期にあり、手術法を含めた管理法で未開の部分が多く残されており、私が考えて行うことがそのつどある学問的反応をもって返ってきた。

このような偶然がいくつも重なって、私は赤ちゃんの外科、つまり先天異常の外科治療にのめり込んでいったのである。

それから三十数年を同じ職場で過ごし、この間の私は、赤ちゃんを対象にした臨床研究者として多くのことを学び、彼らに利することをひたすら追究していった。それらの多くが、苦い経験から私に治療体制の見直しを迫り、それが起点になって新たな取り組みに挑むという経緯をとった。そしてそれらの一つひとつから患者に寄与する貴重な成果が得られ、それが研究者としての大きな喜びになったのである。いま振り返ってみるとそれらの全てが懐かしく、なお
も躍動しているように美しく思い出される。

赤ちゃんを運ぶ（新生児搬送）

名ばかりの帰局

私は六年半におよぶ一般外科の長い研修を終えて、専門分野として小児外科学を学ぶために名古屋大学第一外科教室へ帰局した。昭和四五（一九七〇）年五月のことである。当然のようにその後は大学病院に席を置いて、いわゆる博士論文を作るための研究生活に入る予定であった。しかし、発足間もない小児外科研究班に属したのが縁で、私は常道から外れた道を歩むことになった。

当時の小児外科研究班は第一外科内のひとつのグループとして設立されて間もない頃で、症例を集め研究体制を整えるさなかにあった。その思惑に合わせるかのように、愛知県が総合的な障害児者施策の一環として愛知県心身障害者コロニー内に医療機関としての中央病院を開設したのである。そして、小児外科部門の人選を私たちのグループに委ねてきた。この機会を逃すまいと、グループの限られた人的構成の中から三人の医師の派遣が決められ、その中の一人に帰局する予定になっていた私が当てられたのである。したがって私は、気分的には帰局したものの身分上は異動という形で赴任したのである。それ以降、どういう運命の悪戯からか定年までを横すべりのまま同じ職場で過ごすことになったので、私には大学病院で研究生活を送る日々が一日もないことになった。これも発足間もない研究班に属した宿命であったのだろう。

開設したばかりのコロニー

愛知県心身障害者コロニーは、昭和四三（一九六八）年に、県の北部の県有林を切り拓いて建設され、東洋一の総合福祉施設というようたい文句を掲げて開設された。障害のある人たちの年齢や病態に合わせた多種の入所施設、養護学校、職業訓練校、授産施設、研究所、それに病院と、彼らをあらゆる角度から受け止めることのできるコロニー（集落）の形成を目指したのである。

その頃のコロニーの周辺は、国道一九号線に沿って土着していたわずかばかりの集落を除いて、一面が岐阜県との境をなす内津（うつつ）峠から続く雑木林であった。そんな人里離れた辺鄙な所に建てられた病院に、当時世間にほとんど知られていなかった小児外科を開設したとて患者さんが集まって来ようはずはなかった。案の定、最初の一、二年は、患者数も極端に少なく重症例などは稀にしかこなかったので、野戦病院で臨床に追いまくられてきた私にとってはなんとも退屈な日々になったのである。

そこで、とにかく症例を集めなければ始まらない、それには待っていてもらちが開かないと考え、新生児内科の黒柳允男先生と連れだって近隣の産科医院や助産院を訪ね、異常のある赤ちゃんを紹介してくれるようにお願いして回る活動を始めた。当時の産科医の感覚はまずはお母さんであり、赤ちゃんに対する関心は極めて低く、二の次三の次にされていた。だから煙たがられるなかを、夕方診療の始まる前のわずかの時間を狙って新生児医療について説いて回ったのである。そして、電話をいただけたなら、私の方から赤ちゃんを迎えにいくからと訴えた。それでも大概の産科医からは「分かりました」とそっけないお答えしかいただけなかったが、その中に「そうか、赤ちゃんを迎えに来てくれるのなら、こちらから連れて行く手間が省けるし、赤ちゃんにとっても良いことなので協力しましょう」と言ってくれる産科医もいた。

新生児搬送

赤ちゃんを迎えに行くと約束したものの、コロニーには搬送車をはじめそのための体制は全く整っていなかった。やむを得ず私は、県当局の許可を取りつけることもせずに、小さな岡持のようなプラスチック製の赤ちゃんの収容器を抱えて自分の車でどこまでも出かけて行った。自動温度調節装置の付いていない収容器内を暑い日にはアイスキャンディーを買い込んで冷やし、寒くなるといくつもの小さな湯たんぽで温めつつ、助手席に置いた器内の赤ちゃんを気遣いながら急いで帰ってきたものである。

数年が経つと、「県コロニーの医者は自分の車を運転して赤ちゃんを運んでいる」という噂が愛知県産科医会の中に流れ、彼らの情熱に何とか答えてやろうではないという動きにつながったようだ。そして、産科医会が搬送用救急車を寄付するから、県当局はそれを運用できる体制を整えてやってほしいという話になり、それがまとまった。そして、昭和五一（一九七六）年に待望の救急車（写真1）が寄贈され、県は二四時間を通してそれを運用できるように、七名の運転手を備えた新生児搬送体制を整備して応えたのである。

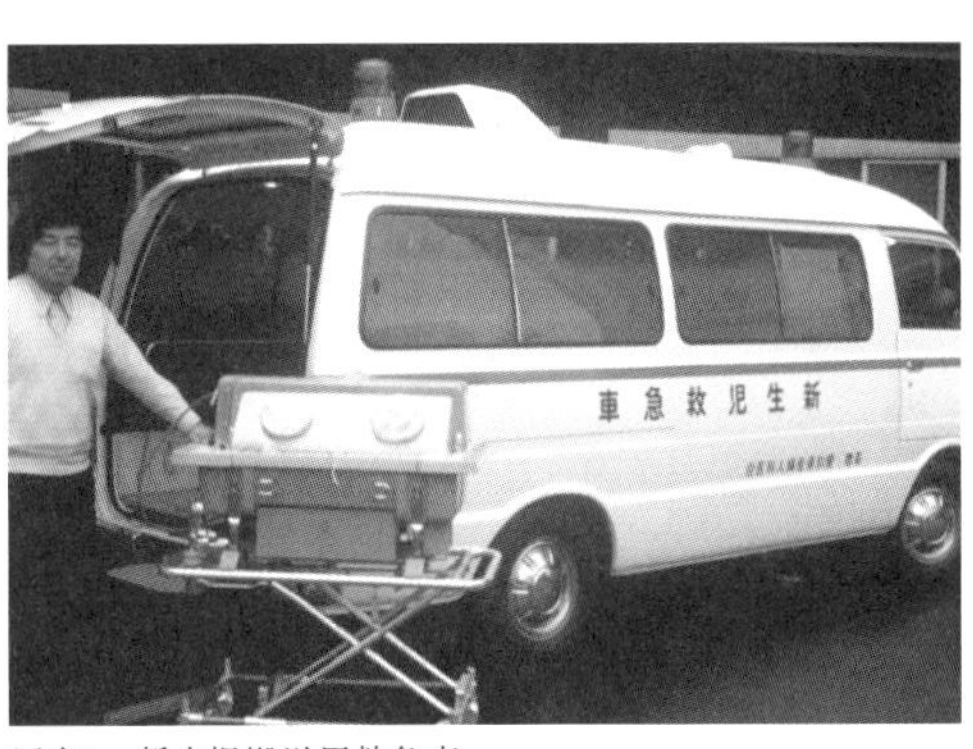

写真1　新生児搬送用救急車

この体制が整備されたことは、この地方の新生児医療の発展に限りなく寄与したと思っている。それは、産科関係者が出生直後の重篤な赤ちゃんを毛布などに包んで運んでいた状況から新生児関係医が付き添って救急車で搬送するように変わり、それがそのまま治療成績の改善につながったからである。同時に周辺の医療機関に新生児医療の理解を深めることにもなっていったのである。この体制が整ってから、紹介される新生児数は一気に増えていき、私は、いたいけな赤ちゃんに襲いかかる先天異常の病態を知るにつれて、それをただす新生児外科医として生きていく決意を固めたのである。

行政の壁

平成四（一九九二）年の症例である。ある冬の日の夕方、岐阜県高山市にある久美愛病院から電話が鳴った。当時の外科部長は私の大学の一年後輩の田近徹也君であった。「今さっき、とんでもない赤ちゃんが生まれたのだがどうしたら良いのか」という問い合わせであった。話を聞くと、どうやらそれは先天性腹壁破裂のようであった。つまり、臍（へそ）の緒の付け根に切れ目が生じ、そこから腸管の大部分がもろに脱出する先天異常である。私は、「十分に助けうる疾患だが、手術や術後管理に専門性が問われるので、こちらで管理した方が良い」と答えた。そして、脱出腸管からの体温の喪失が急速に進むので、腸管をガーゼで覆い、その上から毛布を幾重にも重ね、湯たんぽで保温に努めるように指示をした。

問題は赤ちゃんをどのように搬送するかにあった。目的地までは約一四〇キロメートルあり、国道四一号線を利用して約四時間が必要であった。もし、病院の救急車で出向くとなると、往復で八時間が必要になり、それは赤ちゃんに大きな負担をかけることになると思われた。そこで、高山市の救急車で搬送してくる方が片道時間で済むので、そうして欲しいとお願いをした。ところがここに大きな壁があったのである。田近君が高山消防署に救急車の発動を依頼したところ、規則によって県外へは行けないと答えられたのである。彼は電話の向こうから、赤ちゃんが生きるか死ぬかという時にそんな理不尽なことってあるのかと、怒りに燃える声で訴えた。さりとて行政の壁はどうしようもなかったのである。

私は、緊急を要するこの事態で、岐阜県の規則を正している時間はないと考え、咄嗟に、それでは、こちらの病院の救急車で県境を越えたところにある高山線の美濃太田駅まで行くから、そこまで運んでくれないかと答えた。彼が再度交渉すると、それなら引き受けましょうということになって、ようやく行政が動いたのである。

寒空に震えながら美濃太田駅で待っていると、しばらくしてサイレンの音が聞こえてきた。そして、田近君が緊張の中にも安堵の笑みを浮かべながら下りてきて、毛布に包まれた赤ちゃんを渡してくれた。この間、彼は自分のコートの中で赤ちゃんを抱きしめながら自らの体温で温めていたという。

こうして赤ちゃんは生後七時間で私の病院に届いたのである。幸い体温も維持されていたので、そのまま手術に入り、脱出していた腸管は無事に腹腔（ふくくう）に収められた。術後に三日間の人工換気療法が必要であり、経静脈的な栄養管理も一六日間にわたって行われたが、順調な経過をたどって救命されたのである。そして、約一カ月で今度はお母さんに抱かれて高山へ帰って行った。

現在でこそ先天異常の多くが出生前に診断され、母体搬送という形で産気づく前から妊婦が入院し、娩出するとそのまま赤ちゃんの治療に入っていくようになってきているが、新生児搬送はこういったより進化した管理体制が定着するまでの医療を底辺から支えたのである。（資料1）

資料1　長屋昌宏、加納泉：愛知県における一般新生児外科症例のregionalizationの実態、日本小児外科学会誌、二〇〇二年.

赤ちゃんの外科の紹介

赤ちゃんの外科の魅力

手術をする立場の人ならば理解できようが、「あるものを取ってこい」という手術は時間さえかければ同じようにできるのに対して、「無いものを造って機能させせよ」という手術ははるかに難しく、誰にでもできるというわけにはいかない。それは造るに留まらず、できたものに生理機能も具備させねばならないからである。例えば、写真2のような肛門を欠落した赤ちゃんに肛門を造る手術を行う際には、単に便を通す穴をあけるだ

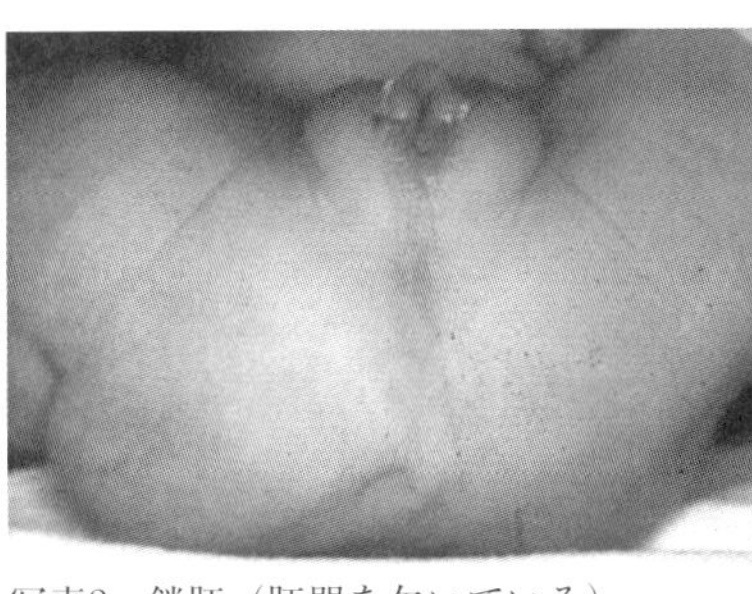
写真2　鎖肛（肛門を欠いている）

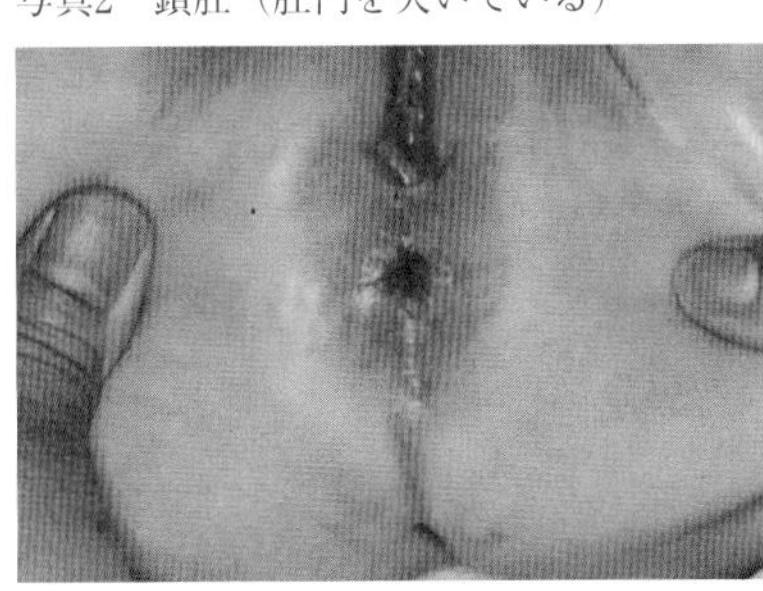
写真3　肛門が形成された

けではなく、やがて便意を感じ、トイレへ行って用便を済ませ、その後は便で下着を汚さないといった機能を備えた肛門（写真3）にしなければ成功したとは言えないのである。そのためには肛門機能に関する知識をきちっと理解していることが先決で、それに技が伴って初めてできることなのである。

また、外科医は手術をすることが仕事のように思われがちだが、新生児をあつかう医師にとってそれにも増して大切なことは、手術を施した赤ちゃんのその後の状況について見届ける（追跡する）ことにある。その中で自分のなした手術の成否が試される、つまり、成長とともに答えが返ってくるのである。

このように先天異常（赤ちゃん）の外科は、無いものを造って機能させることが中心になり、しかもその成否がただちになされるのではなく、成長に伴って判定される所に特徴があり、そこに他の外科分野では味わえない魅力と同時に恐ろしさがあるのである。したがって、私は赤ちゃんが成長し少なくとも成人するまで、場合によっては次世代が誕生するまでを心身ともに支援していかねばならないと考えてきた。

外科的先天異常（赤ちゃんの外科）の紹介

私が臨床に関わっていた平成一五（二〇〇三）年までの三十三年間に経験した全ての外科症

例は八五五五例であった。そのうち外科的先天異常は約二八〇〇例で、総数の約三二％にあたる。それらの中で頻度の最も高かった先天異常は肛門が欠落ないし変形している鎖肛で四三七例であった。次いで多かったのが胸部と腹部を隔てている横隔膜に孔ができ、そこから腹部臓器が胸腔へ入り込む横隔膜ヘルニアで二四九例であった。そして三番目に多かった先天異常は、腸管を動かす神経細胞が欠落しているヒルシュスプルング病で、二一二例を経験した。その他にも食道や小腸が断裂している食道閉鎖症や腸閉鎖症、さらに臍にまつわるいろいろな先天異常など多くの疾患を治療する機会を得た。それらの主だった症例数を表1に示した。

この間の成績を生後二八日までの新生児期に来院した先天異常、二二六二例に限って三期に分けて図1に示した。一九七〇年代の死亡率は一三・二％とかなり高かったが、漸減し、一九九〇年以降では症例数もぐっと増え、しかも死亡率は六・四％にまで改善している。つまり、外科的先天異常の赤ちゃんの九三％強は手術によって救命できるということなのだ。

また、外来での追跡作業から分かったことは、助かった赤ちゃんの大多数が心身ともに順調に成長して行くことであり、それは私にとって大きな喜びになった。しかし一方で、自分の思惑から外れて、予想もしなかった状況に陥っていく症例もあった。そういった子どもたちには特に強い関心を持って、その発生要因などを探る作業も併せて行ってきた。

表１：主だった外科的先天異常の経験（1970-2003 年）
新生児例（生後 28 日未満に来院）の多い順に示した。
泌尿器疾患には腎から尿道に至る尿路の先天異常が含まれる。

	疾患名	総数	新生児
1	鎖肛	437	333
2	横隔膜ヘルニア	249	215
3	ヒルシュスプルング病	212	160
4	食道閉鎖症	133	133
5	泌尿器疾患	508	115
6	腸閉鎖・狭窄症	113	110
7	臍帯ヘルニア	109	109
8	症候性腸回転異常症	121	106
9	十二指腸閉鎖・狭窄症	101	92
10	肥厚性幽門狭窄症	291	88
11	動脈管開存症	73	71
12	気管疾患	178	61
13	腹壁破裂	59	59
14	リンパ管腫	104	43
15	肺疾患	73	35
16	奇形腫	45	29
17	メコニューム病	26	26
18	症候性メッケル憩室	35	21
19	膀胱腸裂	20	20
20	先天性食道狭窄症	27	11
21	重複腸管	20	11

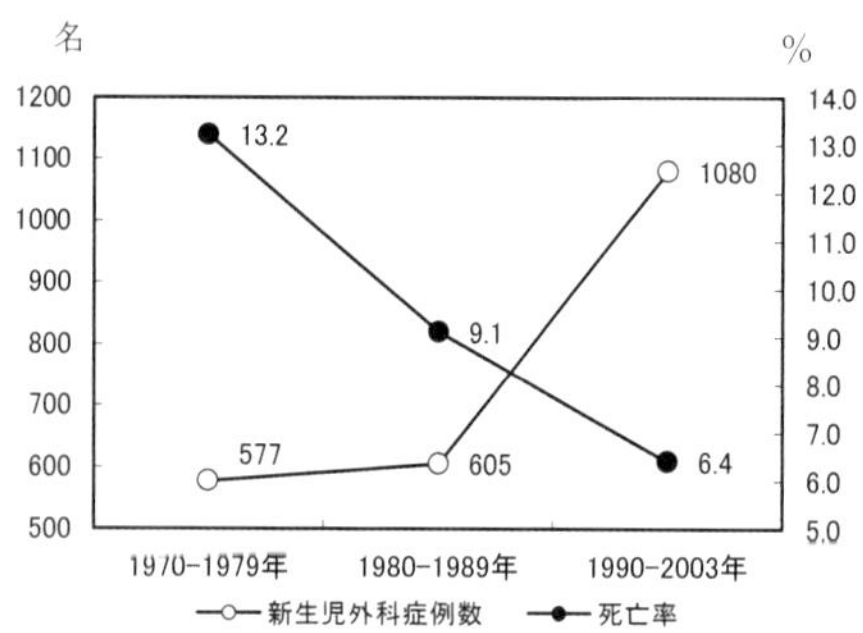

図１：外科的先天異常の成績
3 期に分けて示したが、1990 年代から症例数が急増し、死亡率は 1970 年代の約半数に減じている。

保育器の独り言

学問としても、自身としても何も分かっていなかった先天異常の外科に首を突っ込んだ私は、当時の社会に疎まれこそすれ、望まれることの少なかった赤ちゃんと三十三年間を過ごしてきた。そして、私はそこから医学的な興味を満たされることのほかに、人のあり方についても多くのことを学んだ。それは意図したことではなく、いつしか彼らに引き込まれていった自然の流れの中からである。

私がこの方面に取り組み始めて一〇年が経った時に、施設内の記念誌（コロニー開設十周年記念誌、一九八〇年）に「保育器の独り言」と題して投稿した文章が残されていた。一部を修正して紹介する。

私は保育器

「オーイ、外科のリーダーさん、食道閉鎖の入院依頼があったぞ」。例のドスの効いたN医師の声が病棟のつかの間の静寂を破って聞こえてきた。夜の一一時を少し回った時である。

ほんの数時間前に同僚とバトンタッチをして久しぶりの休息をとっていた私は、一息入れるいとまもないまま再び出陣せねばならない予感をもった。案の定、外科のリーダーのＰ子があわただしく、かなり乱暴な足取りで私たちの休息室に入るなり、私の肩に手をかけ、「ほんとうにもう、この忙しいのにまだ入れる気なのだから」、とぶつぶつ言いながら私を引き出した。

私のいる新生児センターは、東洋一とかいう触れ込みで発足しただけあって、新生児内科と外科の混成病棟として六〇床を抱えている。新生児内科は未熟児、黄疸、仮死の三大疾患を中心にあつかい、新生児外科は先天異常の外科的治療を担っているのだ。

私は病院が開設された昭和四五（一九七〇）年に、新生児センターの外科部門に配属され、今やかなり老朽化した外科用保育器である。思い返せば早いもので、私がピカピカに磨き上げられた新製品という触れ込みで配属されてからすでに一〇年が過ぎた。

はじめの頃の外科診療

はじめの数年は私の出番も少なく、かなり楽な生活をさせてもらった。そんな中で、何時だったか、なにか臍の病気とかで入院し、私の中で長く管理された子どもがいた。その子は一〇代の若い夫婦の長男だった。父は市バスの運転手だと言っていた。いつも中古のワーゲンで奥さんと連れ立って来ては、三階にある私たちの新生児センターにまで階段を競争しながら駆け上がってきた。

その頃の外科のスタッフは三人いたが、今のN医師は一番の若手だった。その子の病気がなにか稀なものらしく、随分と大事に治療しているようだった。私の中で五カ月ほど過ごしたが、最後は腸が破れて内容が漏れるようになり、それを外へ導くためだとかで、ずっとうつ伏せの格好で寝かされていた。私はもっと早く再手術をしてやればよいのにと思っていたが、その機会もないまま亡くなった。

どうも思うに、その頃のスタッフは、医者を含めて先天異常の外科治療に確固とした自信がなかったようで、あれやこれやと試行錯誤をしているように感じられた。

単純無垢

そんなことがあって三、四年が経つと、病棟もいろいろな面で格好がついて何とかやれるようになった。なんといっても赤子を運ぶ救急車が入ったことが大きかった。それを契機にして私の出番が急速に増えていった。そして、私も毎年新しく入ってくる新製品の後輩に、この病棟のことをいろいろと教えてやれるようになっていた。

病棟の片隅から一日の動きをみていると面白い。外科の連中は単純な男が多いとみえて、患者の様態によって自分の気持ちが変わってしまうようなところがある。とくにＮ医師にはその傾向が強く、患者の様態が良いときはご機嫌であるが、悪くなると途端に不機嫌になり、よほど注意していないと私たちまでが苛立ちのとばっちりを食らうことになる。私の足をけっ飛ばしたり、扉を乱暴に閉めたり、おまけに天井を手荒にたたいたりして、自分のやるせなさをやたらとぶつけてくる。ナースだってそうだ。先輩に嫌みを言われたとかで患者の脈を取る振りをして私の肩に顔を埋めて涙を拭ってみたり、彼との仲がうまくいかないとかで私に八つ当たりしてきたりする。

そんな仲間でも、私がとてもいじらしく思える時がある。それは、彼らが私の中で苦しみもがく赤子の様態をもて余したあげく、私の肩に顎(あご)をあてて、幾時間も幾時間もああでもないこうでもないと考え込む時だ。そんなときはそれまでどんなに手荒にされていても全てを忘れて彼らの思考の手助けをしてやりたい気持ちになる。そうすると多くの場合で正しい解決点が見つかり、そこから赤子の苦しみを和らげる糸口を引き出すことができるからだ。そういう私を知っているのだろうか、Ｎ医師は自分の考えていることと実際とが食い違い、赤子を思うように管理できなくなると決まって私の肩を借りにくる。やつがこの姿勢を崩さない限り私は彼を看ていってやろうと思っている。

コウモリの赤い舌

それにしても、開設当初にはこの病棟のまわりにコウモリがたくさんいた。どれもこれもが悪魔の召使いで、赤子の魂を狙ってたむろしているのだ。バタバタと窓ガラスに近づいてきては、赤い舌を出して中をうかがい、スタッフが少しでも隙を見せるとさっとさらって行く。悪魔というやつは、不幸な赤子をつくっておきながら、その子をさらって行くなんともけしからんやつだ。

それでも近ごろは、そういうコウモリのいることにみんなが気づいたとみえて、奪われまいとガードが堅くなり、さらわれる赤子も少なくなってきた。赤子を守る武器がいろいろと増え、それにスタッフの力も少しずつではあるが確実についてきたからであろうが、ひょっとすると、悪魔の力が衰えてきたのかも知れない。

そんなこんなで一〇年が過ぎた。最近ではラジアントウォーマーとかいうオープンベッドが新製品として入ってきたので、私の中に極めて重い赤子の入ることは少なくなった。これも時の流れといおうか、私の華やかであった時代は終わろうとしている。

第2章

母体からの自立

母体からの自立と病態

お母さんの子宮内で一〇カ月という長い窮屈な生活を経て世に出た赤ちゃんは、その直後に母体から自立するための大きな試練を乗り越えなければならない。それらは、自分の肺でガス交換を行うために呼吸という動作を始めねばならないことと、胎児期には母体から酸素を受けていたために肺を回避して循環していた血液の巡りを、成人型にスイッチしなければならないことである。

呼吸を始める

胎児期の肺は肺水と呼ばれる液体にさらされており、生後に見られるような呼吸運動をしていないので、虚脱した（縮んだ）状態にある。そして、お産の最中に生じる産道の圧力で胎児の胸郭が潰されて肺水が押し出され、それに続いて娩出すると、圧迫されていた胸郭が弾性で戻ることでそこに陰圧が生じて気道から空気が吸い込まれる。これがいわゆる第一呼吸と呼ばれる現象である。そして、赤ちゃんが勢いよく産声をあげるたびにさらに空気が入り込み、それが肺胞に達してそこでのガス交換が開始される。

ところが、赤ちゃんが呼吸を始めて空気が気道に入ってきても、胎児期につぶれていた肺胞が何らかの理由から膨らんでこないことがある。赤ちゃんは何とかして空気を届かせようと懸命に呼吸運動をするのだが、依然として届かない病態がある。

血液の巡りが変わる

胎児は肺呼吸を行っておらず、代わって酸素は胎盤で母体から供給されている。だから、母体から臍の緒を通して酸素を受けた血液は、胎児の心臓へ戻ったあと、生後のようにガス交換を行うための肺へ行く必要はなく、そのまま体を流れる体循環系へ短絡している。

胎児循環と言われるこの独特な循環を維持するために二つの仕掛けが備えられている。その一つは、末梢肺動脈が機能的に攣縮して肺動脈への血液の流入をくい止めており、今一つが、心臓内と肺動脈の二か所に連絡路を作って心臓に戻った血液がそのまま体循環系へ短絡できるようになっている。それらは、左右の心房を隔てる中隔に開けられた卵円孔と、心臓を出たところの肺動脈と大動脈の間にわざわざ作られた動脈管とである。

出生直後に赤ちゃんが呼吸を始めるとともに末梢肺動脈の攣縮が解除されて肺血管抵抗が低

下する。それに伴って、せき止められていた血液が肺動脈へ流れ始め、それが肺胞にまで届いて、そこでのガス交換が開始される。また、二カ所あった短絡路もお母さんの胎盤で作られるある物質の供給が途絶えるとともに生後一週までに自然に閉鎖して、成人型の循環様式へスイッチされる。

ところが、この成人型の循環様式へのスイッチがうまくいかないことがあり、そのために生じる二つの病態がある。一つが、末梢肺動脈の攣縮（れんしゅく）が生後も解除されないまま持続してしまうことから生じる病態であり、今一つは二つあった短絡路、中でも動脈管が閉じないことから生じる病態である。いずれもが、極めて重大な循環不全を招くことになる。

こういった呼吸と循環の両面に関わる試練をうまく乗り切れない赤ちゃんは、背景に未熟児であったとか、先天異常を伴っていたとか、あるいは困難なお産であったとかという要因を抱えていることが多い。したがって、新生児をあつかうものは、未熟児などの治療を行いながら、同時に母体からの自立がうまくいっているかどうか、つまり呼吸と循環機能について常に気を配っているのである。

赤ちゃんの肺が膨らまない・IRDS

IRDSの理解

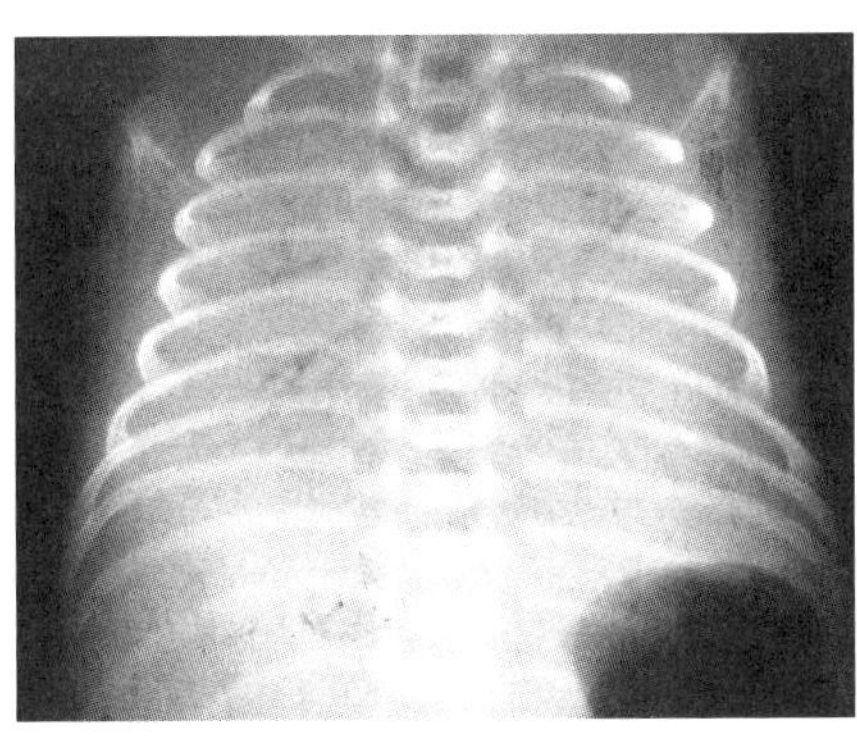

写真1　IRDSの胸部X線写真。肺野は、気管支像のみで含気をほとんど認めない。

新生児センターへ入院する未熟児は、たんに小さく生まれただけではなく、そのうえに呼吸障害を伴っていることが多い。胸部X線写真を撮ってみると、写真1のように真っ白で、その中に気管支像が浮かんでいる、つまり、肺に含気をまるで認めない所見になり、ここからも空気が肺胞に届いていないことを容易に理解できる。この呼吸障害、つまり肺胞にまで空気の届かない理由として一九七〇年ごろに考えられていたことは、肺胞内面に硝子膜という特殊な蛋白がへばりつき、それが空気の流入を妨げるからだとされていた。そこからこの病態をそのまま肺硝子膜症と呼んでいた。そして、その蛋白を除去する方法が見当たらなかったのである。

ところが、昭和四五（一九七〇）年に米国から、肺胞に硝子膜が付着するのは実は二次的な変化であり、呼吸障害の根本原因は別のところにあるという画期的な新説が出された。つまり、例えば、ゴム風船から空気が完全に抜けてしまうと、次に膨らます時に強く息を吹き込まねばならないが、ある量の空気を残しておくと容易に再膨張させることができるように、これと同じ現象が肺胞にも認められ、次の膨張（吸気）を容易にするために、呼気時に肺胞が完全につぶれないような仕掛けがあるのである。それを医学的には機能的残気量といっているが、それを維持するために肺胞の内面に脂質を主成分にした表面活性物質（サーファクタント）が張られている。

未熟児の呼吸障害に関する新説は、このサーファクタントが欠乏しているところにあるというものであった。つまり、表面活性物質が不足すると呼気時に肺胞が必要以上につぶれて機能的残気量を維持できず、次の吸気時に高くなった表面張力に打ち勝って肺を膨張させねばならなくなり、そのための努力呼吸、その程度は、産衣をはだけると、柔らかい赤ちゃんの胸壁が写真2のように陥凹しているほどなのであるが、それが必要になる。そして、その連続が赤ちゃんを疲弊させていくのだとされた。そこからこの病態を特発性呼吸窮迫症候群（Idiopathic

Respiratory Distress Syndrome、ＩＲＤＳ）と呼ぶように改められた。

ＩＲＤＳの管理法の変遷

改まった理論に基づいて呼吸を補うためには、赤ちゃんの肺にサーファクタントが再構築されるまで、それは高々一週間であるが、その間の呼吸環境を大気圧よりも数センチメートルの陽圧に維持することだとされた。そうすれば、呼気時に肺胞が必要以上につぶれることなく一定の張力を維持できる、すなわち機能的残気量を確保できるので、次の吸気で楽に膨張できるというのだ。そして、この状態を持続的陽圧気道（Continuous Positive Airway Pressure、ＣＰＡＰ）環境と名付けられた。

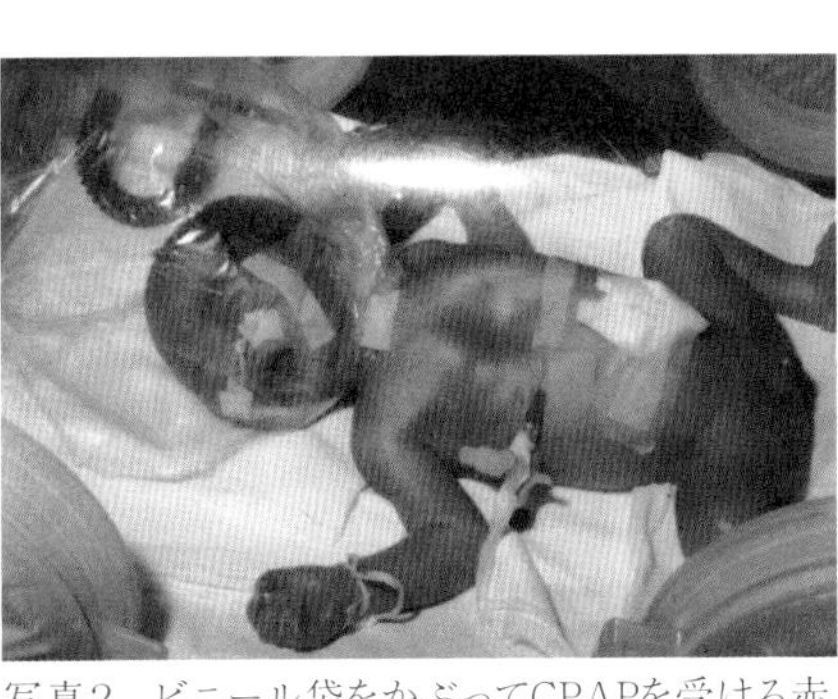

写真2　ビニール袋をかぶってCPAPを受ける赤ちゃん。胸壁の凹む程の呼吸困難を呈している。

たしかに、この病態を伴って入院してくる赤ちゃんは、呻吟（しんぎん）といって、「ウーン、ウーン」と傍にも聞こえる程の唸り声をあげている。この現象を赤ちゃん自らが声帯を狭めて呼気時の抵抗を作り、それで気道内圧を高めて機能的残気量を維持しようとする反応と考えると、それで理屈に合うのだ。

赤ちゃんに自発呼吸をさせながら呼吸環境を大気圧よりも数センチメートルの陽圧に維持する方法をいろいろと考えた。その中で忘れられない試みは、写真2のように、大きなビニール袋を赤ちゃんの頭からかぶせて首で固定し、その中に吸入ガスを送り込んで膨らませ、もう一本の管から排出させる仕掛けを作り、排出管の先を水中において、その位置を水面から望む圧の深さに固定することで、ビニール袋の内圧を持続的に陽圧に保たせようとしたことである。この仕掛けは気道環境を持続的に陽圧に保つという点では極めて有効であったが、袋内の陽圧が目や耳にもかかる欠点を指摘されていつしか使われなくなった。

そうこうしていたところ、昭和五〇（一九七五）年六月に新生児医療で先を行く米国で新しい呼吸管理法が始まったのでそれを見学に行くというツアーが組まれたことを知って、それに参加した。新生児内科の先生ばかりの中に入れてもらっての旅行であったが、私は各地を見学して回るうちに、米国の先進医療とずば抜けた治療成績に一種のカルチャーショックを受けた。そこでなされていた呼吸補助が、ほんの一キログラムほどしかない赤ちゃんに気管内挿管（口から気管へチューブを挿入する）したうえで、専用の人工呼吸器で持続的陽圧環境下での人工換気（自力の呼吸ではなく、器械が強制的に呼吸を行うこと）を行うことにあったからである。

旅行から帰った私は、成人外科の修練中に獲得していた気管内挿管技術をさっそく応用することにした。とはいうものの、新生児用の挿管チューブですらも市販されておらず、麻酔用に用意されていた一本のゴム製のチューブを幾度も消毒し直して使わざるを得ない状況にあったのである。

私たちの病院に最初に入った人工呼吸器はボーンズ社製のＢＰ２００という器種（写真3）であったが、それを懐に抱くように大切に使った記憶がある。一九七五年のことである。そして、それを用いればいとも簡単に任意の持続的陽圧気道環境になり、しかも、赤ちゃんの自発呼吸のみでは不足する分を人工換気という方法で補ってくれたのである。この持続的陽圧気道環境下での人工換気療法をIPPV with PEEP（Intermittent Positive Pressure Ventilation with Positive End-Expiratory Pressure）と呼んだ。そして、この治療法が赤ちゃんの呼吸を補う手段として広く一般化されていったのである。

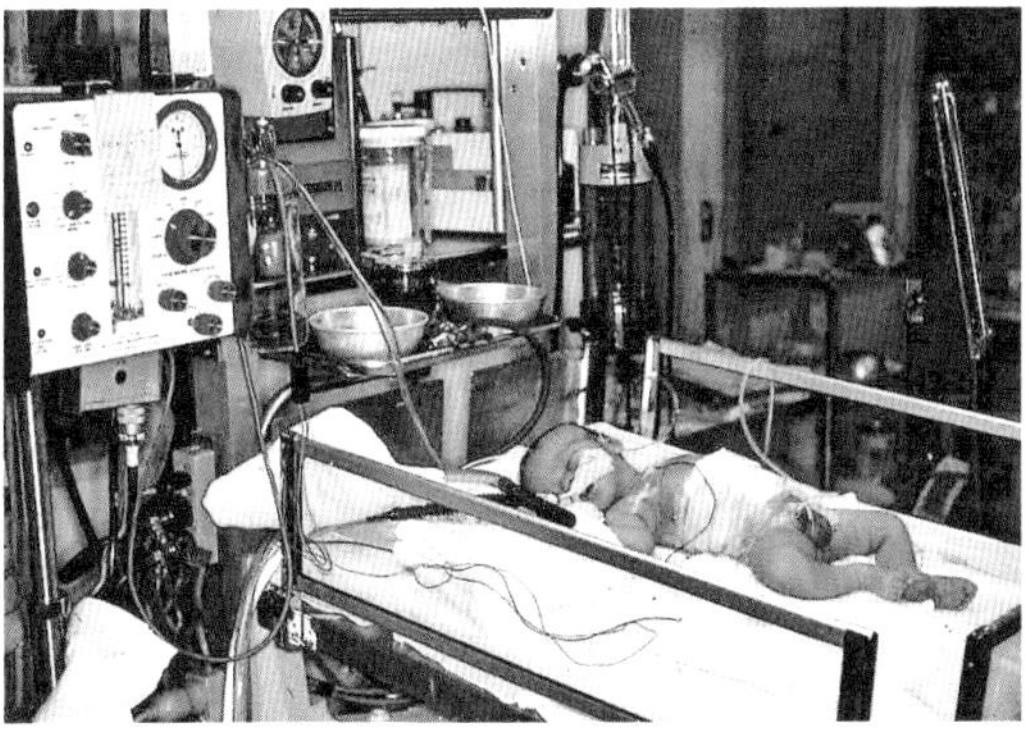

写真３　人工換気療法を受ける赤ちゃん（昭和51・1976年頃）

しかし、圧力をかけた人工換気を未熟な肺の赤ちゃんに長期に施すことによる弊害が問題にされるようになった。とくに、救命された赤ちゃんが成長するにつれて、圧力で傷ついた肺の修復機転としての線維化が進み、それによる慢性的な呼吸障害に陥る子どもたちが出てきたのである。そこで、こういった子どもたちを残さないための医療の開発が進められ、昭和五八（一九八三）年に高頻度振動法（High Frequency Oscillation, ＨＦＯ）という全く異なった換気モードが登場した。これは、既存の人工換気法の圧力に任せた仕様を改めるために、一回換気量を極端に落として圧力損傷を防ぎ、代わって換気回数をヘルツ（一秒間に一回が一ヘルツ）の単位で表現されるまでに高めて、いわば振動させる形式（通常一〇から一五ヘルツ、つまり、一分間に六〇〇から九〇〇回の振動数）で吸入ガスを拡散させ、それによって酸素と炭酸ガスの換気効率を上げようとする試みであった。この人工換気モードはそれまでの圧力に任せる方式の欠点を補うものとして、とくに未熟児を扱う新生児内科領域で急速に普及していった。

一方、ＩＲＤＳの根本原因である肺サーファクタントの不足を何らかの方法で補填できないかという研究も進められた。その中心は、ひたすら肺サーファクタントと同じ組成の化学物質を合成することに向けられていたが、そんな空気の中で、日本の研究者が健康な牛から抽出した肺サーファクタント脂質を原料にして画期的な製品を開発することに成功したのである。やがて、この製品の有効性が国内での臨床試験で確認され、昭和六二（一九八七）年に肺サーファクテンと名付けられて市販される運びになった。私たちも早速それを使用してみると、つぶれていた肺胞の一つ一つが、あたかも固いつぼみが花開くように膨らんでいく様子が見えるようで、その劇的な効果に目を見張ったものである。こうして、肺サーファクタント製品の気管内注入療法はまさに爆発的に普及したのである。

これらの多方向からの研究が進められた結果、未熟児を襲うＩＲＤＳという怖しい病態は、肺サーファクテン®の気管内注入を行ったうえで、IPPV with PEEP、もしくはＨＦＯによる人工換気を続けることでほぼ克服されたのである。

肺へ血液が届かない・ＰＰＨＮ

ＰＰＨＮの理解

胎児循環様式が生後も続いてしまうために生じる怖しい病態のひとつに、胎児期にあった末梢肺動脈の攣縮が何らかの理由から解除されない状況がある。つまり、出生直後に母体からはずされた赤ちゃんは、今度は自らの肺で酸素を得なければならないが、肺動脈の攣縮が続いてしまうと、血液が依然として肺胞へ届かないので、そこでのガス交換のしようがなく、気道から入ってきた酸素を取り込むことができないのだ。この病態を新生児遷延性肺高血圧症（Persistent Pulmonary Hypertension of the Newborn, ＰＰＨＮ）と呼んでいる。多くが基

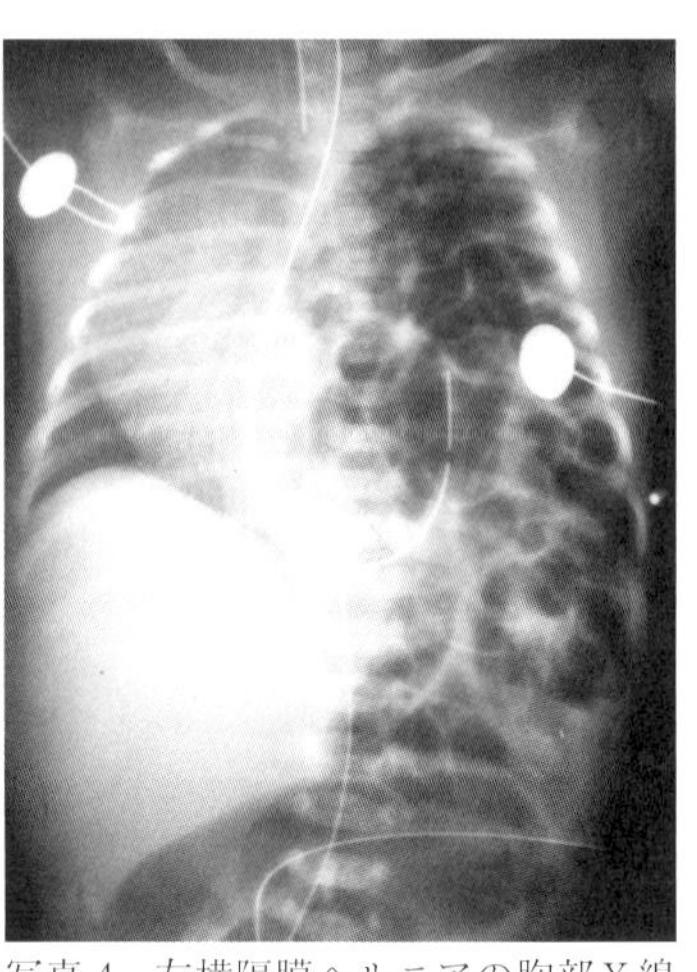

写真4　左横隔膜ヘルニアの胸部X線写真。左胸腔が腸管ガス像で埋められている。

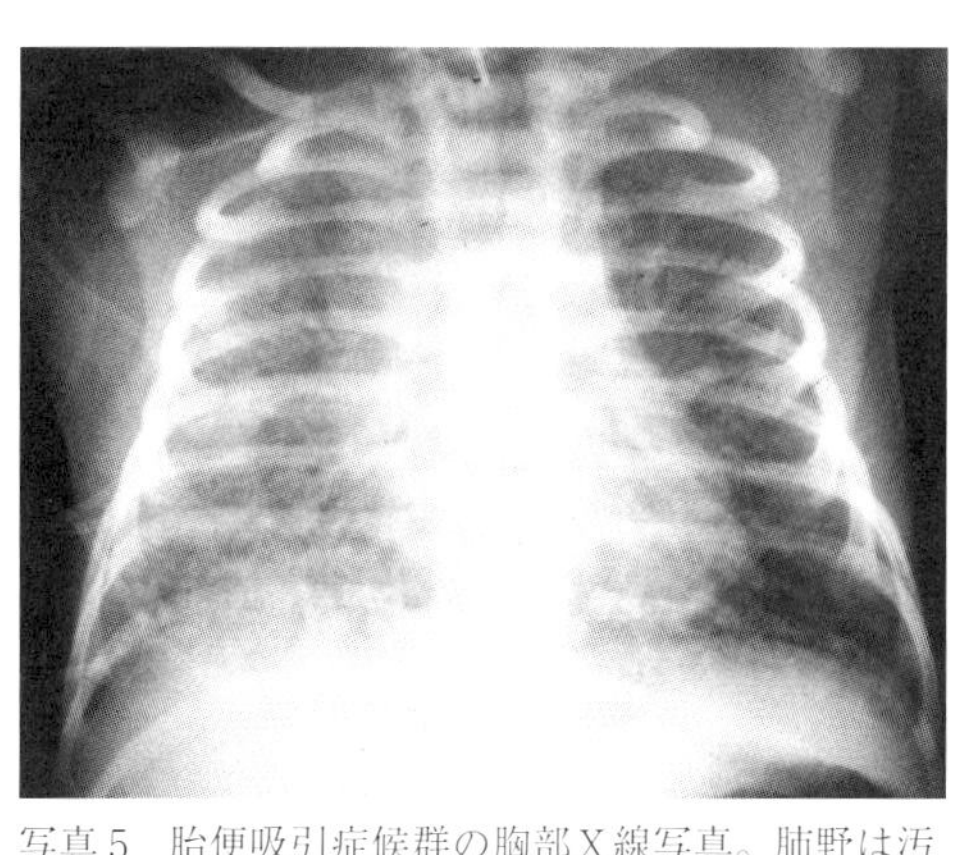
写真5　胎便吸引症候群の胸部Ｘ線写真。肺野は汚く、含気に乏しい。

礎疾患として横隔膜ヘルニア（写真4・注1参照）など の先天異常や胎便吸引症候群（写真5・注2参照）のある赤ちゃんに襲いかかる病態である。私はこの状況に陥った横隔膜ヘルニアの赤ちゃんを昭和五三（一九七八）年に初めて経験したが、既存の呼吸補助手段をあざ笑うように赤ちゃんを奪っていった病態の凄ましさに後ずさりしたことを憶えている。

ＰＰＨＮの管理法の変遷

ＰＰＨＮを引き起こす末梢肺動脈の攣縮をなんとか解除させようと、前述した人工換気法（IPPV with PEEP）に工夫を加え、さらに種々の血管拡張薬を用いて挑んでいったが、その効果は限られていた。それのみか、脆弱な赤ちゃんの肺に圧力で駆動させる人工換気を続けるために生じる弊害は看過できない課題になっていったのである。

それを避けるための努力は、前述したＨＦＯという換気モードの開発につながったが、一方で、全く異なった角度からの試みもなされていた。それは、病んでいる肺に頼ることなく、体外で独自にガス交換を行う方法である。一般にエクモ（ＥＣＭＯ、Extra Corporeal Membrane Oxygenation）と言われ、写真６のように頸静脈から挿入されたカテーテルを通して血液の一部を体外へ誘導し、そこで人工肺によってガス交換をさせた後、体内へ還元する作業を、赤ちゃんの病態が解決するまで続ける治療法である。米国では、一九七〇年代の前半からすでに検討されていたが、紆余曲折があって一九八〇年代になって再認識された。それは、ＰＰＨＮの克服が既存の治療法では困難であると認識されるなかで、限られた施設でのエクモの試みがとび抜けた成績を報告したからである。私も既存の治療法の限界を知るにつれて一九八三年ごろから藁をもつかむ思いでエクモの検討を開始した。そして、昭和六一（一九八六）年に、重症な横隔膜ヘルニアに発生したＰＰＨＮを約三日間のエクモ管理によって解決させることができた（別稿・初めてのエクモ、を参照）。それ以降、エクモが肺に圧力損傷をきたすことなくＰＰＨＮを克服する最後の砦として、私たちの病院で信頼される治療手段になっていった（資料１）。

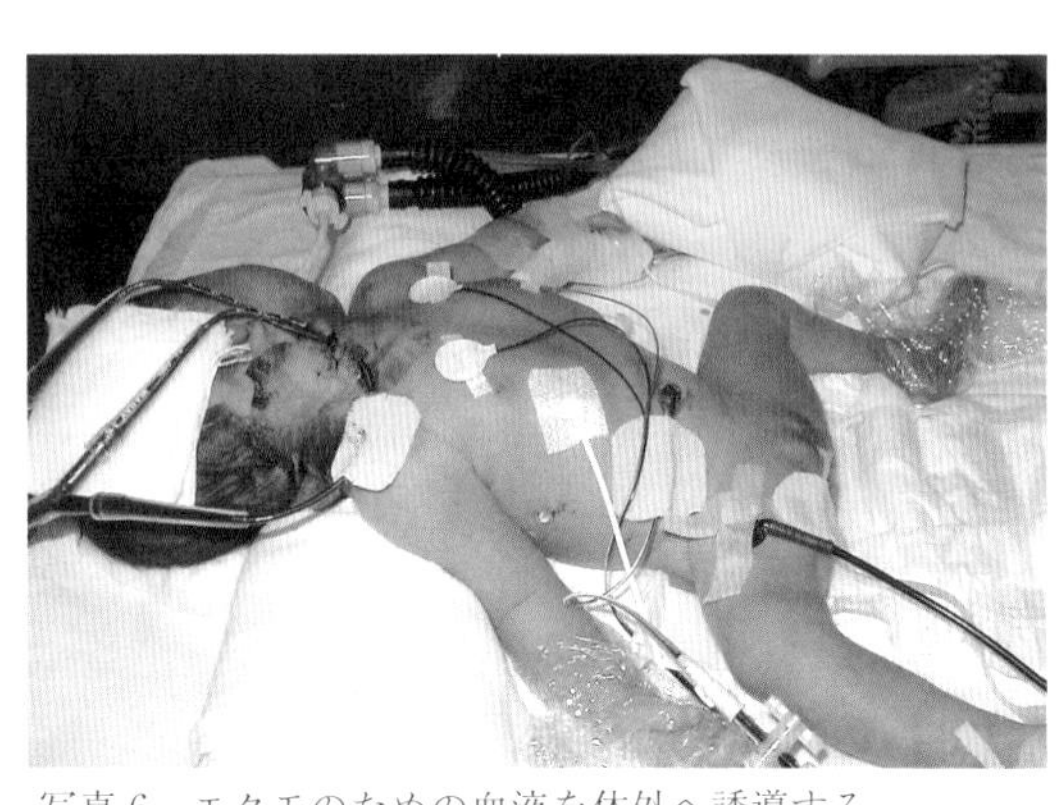

写真６　エクモのための血液を体外へ誘導する。頸静脈からカテーテルが挿入されている。

しかし、エクモはＰＰＨＮが解除されるまでの呼吸循環機能を、肺を休ませながら安定した状態で維持するためには劇的な力を発揮するが、病態の根源である肺動脈の攣縮そのものを直接的かつ根本的に解除する力は持ち合わせてはいない。

そこで、エクモに呼吸循環機能の繋ぎを行わせながら肺動脈の攣縮を解除させる努力が多方面から続けられた。そして、薬物による解決法では思うような効果のあがらない中で、平成三（一九九一）年に米国から一酸化窒素（Nitrogen Oxygen, ＮＯ）吸入療法という画期的な方法が報告された。ＮＯに心臓や脳の血管の拡張作用があることはすでによく知られた事実であるが、この気体を吸入ガスにわずかに混入すれば、肺胞周辺の肺動脈の攣縮が解除されるのではないかと考えたのだ。このアイディアが見事に的中し、広範囲の臨床試験によってその有効性が認知された。つまり、ＮＯが末梢肺動脈に直接的に作用して、その攣縮を解除させることが明らかにされたのである。そして、ＮＯガスを吸入させるための機種も開発されて、現在ではＰＰＨＮの克服に必須の治療手段として定着している。

約三〇年におよぶ経緯を経て、横隔膜ヘルニアや胎便吸引症候群などの新生児を脅かすＰＰＨＮという怖しい病態は、ＮＯガスを嗅がせながら、人工換気療法やエクモを駆使することでようやく克服できたのである。

注1　横隔膜ヘルニアは胸腔と腹腔を境えている横隔膜の形成不全からそこに孔が生じる先天異常である。腹腔臓器がその孔を通して胸腔内へ脱出したまま出生する。

注2　胎便吸引症候群は難産のために胎児が子宮内で排泄した胎便で汚染された羊水を肺へ吸い込んだ状態で出生する疾患で、重度の呼吸障害に陥っている。

資料1　M Nagaya, et al: Management of congenital diaphragmatic hernia by extracorporeal membrane oxygenaticn（ECMO）. Eur J Pediatr Surg, 1991.

肺が血液で溢れてしまう・ＰＤＡ

未熟児ＰＤＡの理解

胎児期に限って認められる循環様式を維持するために存在した右から左への短絡路は、生後一週間前後で閉鎖するが、これが閉じずに開いたままになることがある。すると生後は成人型の循環様式であるがゆえに病的となり、ともによく知られる心臓疾患に変じる。心房間にあった孔が閉鎖しないまま残ったのが卵円孔開存症であり、動脈管が残ると動脈管開存症（Patent Ductus Arteriosus, ＰＤＡ）と言われるようになる。とくに未熟児を襲うＰＤＡは致命的な病態として怖れられている。

これらの短絡路とくに動脈管が生後も残ってしまうとどうして困るのかというと、成人型の循環様式になってからは、心臓の右室と左室の圧力に約五倍の較差が生じ、左心室圧の方が右心室圧よりも有意に高くなるので、開存したままの動脈管を通して胎児期とは逆の方向、すなわち左から右（大動脈から肺動脈）へ血液が流れ始めるからである。すると、肺動脈がそれだ

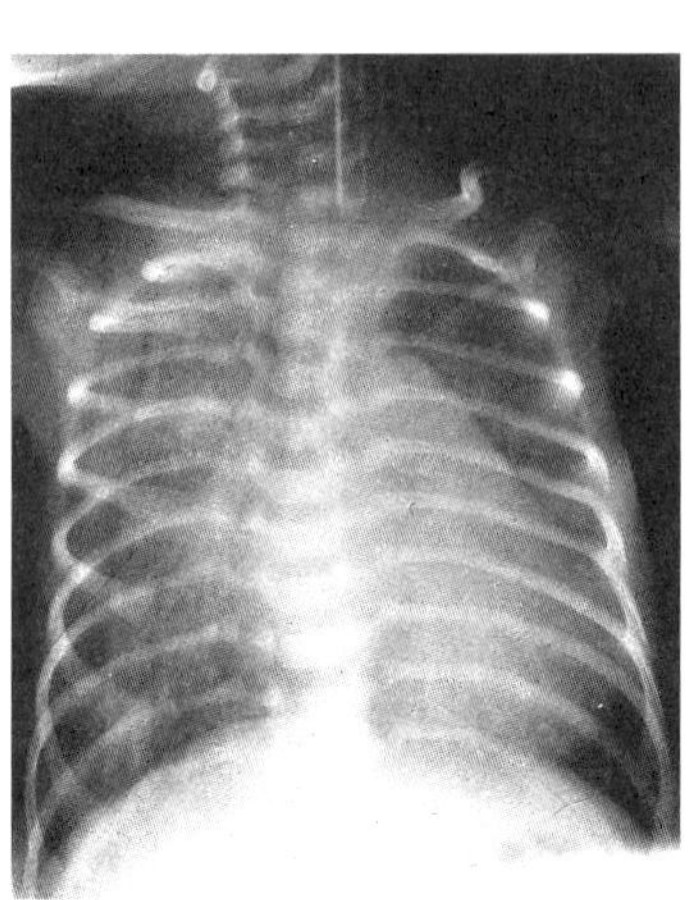

写真7　未熟児PDAの胸部X線写真
肺鬱血と著明な心拡大を呈している。

け余分の血液で溢れることになり、これが右心の仕事量を増加させ、その蓄積が右心不全を引き起こすのである。それとともに、動脈管以降の大動脈へ流れるはずの血液が、肺動脈へ流入した量だけ減少するので、それが血液量そのものの少ない未熟児ではもろに影響をうけ、とりわけ腸管や腎臓への酸素供給量が減少してそれらの機能不全に陥って行くからでもある。写真7は著明な心拡大を呈した未熟児ＰＤＡの胸部Ｘ線写真である。

未熟児ＰＤＡの薬物療法

　未熟児を襲うＰＤＡに対しては、はじめに薬物を使って動脈管が自然閉鎖するのを待つ保存的療法が選択される。つまり、動脈管という特殊な血管は、もともと胎盤で産生されるプロスタグランジンという物質でその開閉状況が調節されていると言われ、出生直後に胎盤からの供給が途絶えるとその血中濃度が低下して管の閉鎖に傾くとされている。この事実を根拠にして、サイクロオキシダーゼ阻害剤という薬物を投与して、未熟児の体内でプロスタグランジンが新たに作られるのを防いでいくと、約九〇％の症例で自然閉鎖を期待できるという。

にもかかわらず、この薬物療法に抵抗することもあり、同時にこの薬物の仕様には副作用の併発からむやみにいつまでも使えないという制約がかけられていることもあって、進行する右心不全を管理しきれなくなった未熟児には、次の手段として、手術的に動脈管を塞ぐ作業が必要になることがある。

未熟児ＰＤＡの手術療法

私は新生児内科医の行う未熟児医療を傍らからつぶさに観察してきた。その中で、動脈管が閉鎖しないために高度の右心不全に陥り、挙句の果てに腸管や腎臓の機能不全も伴うようになっていく赤ちゃんのいることを知った。そして、心臓外科医のいない私たちの病院では、薬物療法で対応する他にすべはなく、それに抵抗する子どもたちの多くはやがて心不全などから不幸な転機をとったのである。そういった事例を重ねるにつれて、もし私に動脈管を閉じる技があったならば、この子どもたちに次の手段を講じることができるのにと思うようになっていった。

そんなある時、心臓外科とくに小児を専門に活躍している友人と話す機会があり、その場で、未熟児ＰＤＡの窮状を話してみた。彼は、「自分の病院には新生児センターがないので、他院から送られてくる心疾患を専門に手術しており、動脈管開存症についても新生児期を何とか乗り越えた症例が対象になる。したがって、生まれて間もなくで、しかも人工換気療法の続けられているような小さな未熟児を手術したことはない」と答えられた。

そうならば、私の方から赤ちゃんを彼の病院へ搬送して手術をしてもらうことも考えたが、一層のリスクを伴うことであり、継続する体制にはならないだろうと思われた。そこで、「これは自分でやる以外にない」という考えに至り、今度症例のあった時に手術を見学させてほしいとお願いした。

肺動脈と大動脈の間に特異的に存在する動脈管を閉じる手術は、心臓外科医にとってはそれほど困難なことではないという。おそらくそれは、大掛かりな人工心肺装置を使って心臓そのものをいじる手術とは異なって、そこから出たところの血管を操作するだけで済まされるからであろう。そんな思いを抱きながら待っていると、しばらくして連絡が入り、幼児の動脈管結紮術を助手に就かせていただきながら見学できたのである。昭和五三（一九七八）年のことである。

「これなら自分でもできそう」というのがその時の実感であった。

昭和五四（一九七九）年になって、薬物療法に抵抗する未熟児ＰＤＡの症例に出くわした。

在胎週数三二週四日で、生下時体重が一〇八〇グラムの極小未熟児であった。生後一四日を経ても動脈管が開存したままであり、薬物療法に抵抗して激しい左右短絡から改善してこなかった。生後一五日になり、体重も九八五グラムまで減少し、高濃度の酸素下で辛うじて生命を維持していた。そこで、打つ手のなくなった新生児内科医と相談を重ね、保護者の了解を取り付けて手術に踏み切ったのである。左開胸法で縦隔に達し、壁側胸膜を透して認められる動脈管の周辺を慎重に剥離して、写真8のような位置関係を定めることができた。動脈管は大動脈とほぼ同じ太さを保っていた。これを二重に結紮して手術を終えた。当院で初めての手術であり、私の左示指が辛うじて通るくらいの術創からの操作は思いのほかに神経を使うことになったが、心配げに見守る内科医の期待になんとか応えることができた。その年のもう一例も首尾よく手術できた。この経験に勇気づけられた私は、徐々に症例数を増やしていった（資料2）。

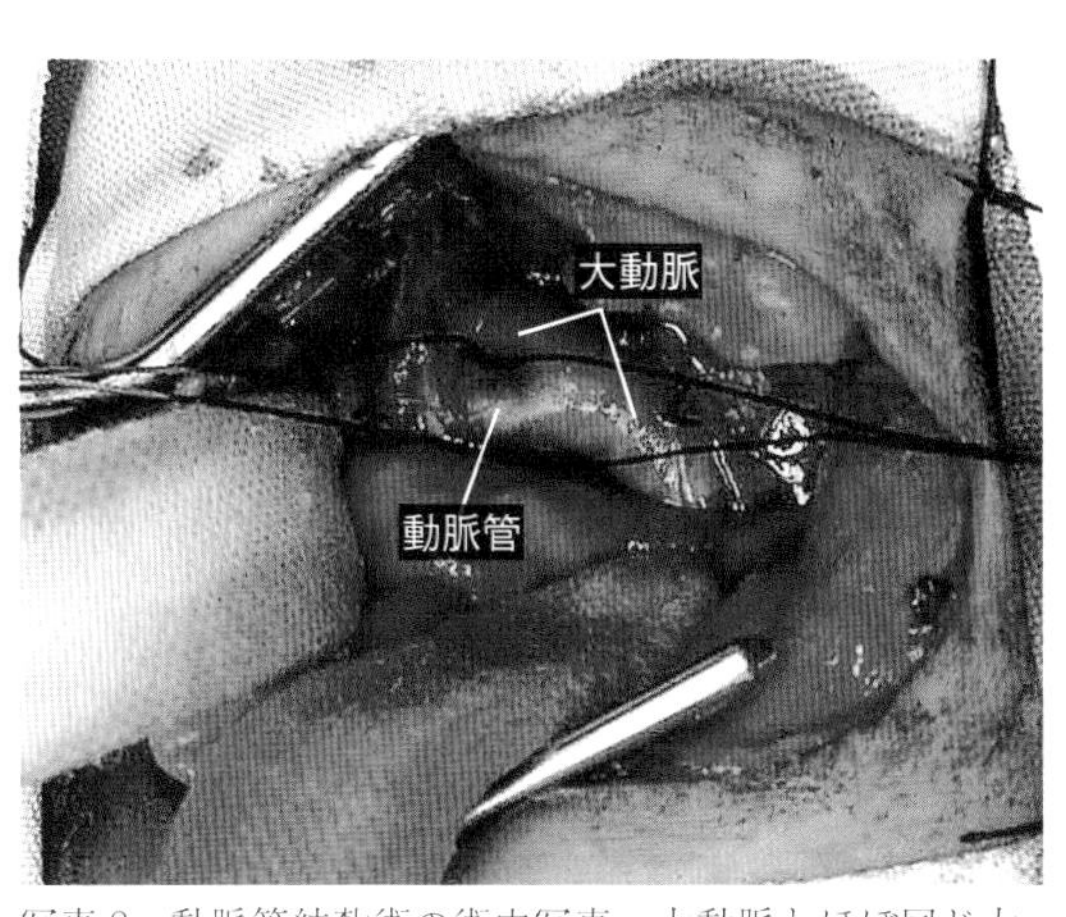

写真8　動脈管結紮術の術中写真。大動脈とほぼ同じ太さの動脈管を剥離して結紮糸をかけたところ。

私の記録を探ると、平成一五（二〇〇三）年までの二四年間に都合七三件の動脈管結紮術が行われている。体重別にみると、二五〇〇グラム未満の未熟児が六一例（八四％）と圧倒的に多く、そのうち二三例は一〇〇〇グラム未満の超未熟児であった。これら六一例の平均体重は一二九四グラムで、もっとも小さかった症例は四一四グラムであった。この症例は出生当日に、病棟のオープンベッドの上で、局所麻酔のみで対応した。手術が行われた平均日齢は、生後一三・二日であった。手術に伴う偶発症として二例で動脈管の結紮時に管が断裂したことがある。大出血になったが、左示指で出血部を抑えながら断端を縫合処理して事なきを得た。どーと冷や汗の流れたことを憶えている。そして、手術後四八時間以内に失った症例を手術死として検討すると、未熟児の六一例中五七例（九三・四％）が目的を叶えて以後の管理を内科医へ戻すことができた。

外科の専門性

心臓外科医のいない新生児施設であるがゆえに、必要に迫られて動脈管を閉じる手術を行ってきた。この手術は、小児外科医にとってあたかも食わず嫌いのように他科の範疇と思われがちだが、実は心臓の外の処置で済まされるがゆえに、一般小児外科医でも充分に対応できると思われた。

私が医者になった昭和三九（一九六四）年頃の外科系の医療体制は、現在のように専門分野で細かく分けられておらず、大学においても、いくつかの研究班（グループ）こそはあったものの、一人の教授が全ての班を取り仕切っていた。まして、私が一般外科の研修を受けた沼津市近郊の国立病院ではそのような専門性は遠い夢の話であり、外科部長が一般外科は言うに及ばず、心臓を除いて頭（脳外科）から足の先（血管外科）までの手術をこなされた。私は外科部長のオールラウンドの技に魅せられて育ち、その姿勢に違和感を持つことはなかった。この経験がやがて小児外科という専門分野のみを扱うようになってからも、そこに縛られることなく、それ以外の分野の手術であってもその気になればやってやれないことはないという観念になって活かされたのであろう。

資料2　長屋昌宏、他：未熟児とＰＤＡ—外科的立場から、小児外科、一九九〇年．

第3章

人工換気療法

人工換気療法の効果

私たちの病院に赤ちゃん専用の人工呼吸器が整備されたのは昭和五〇（一九七五）年である。それまでは赤ちゃん自身の呼吸だけを頼りに管理していた。だから、苦し紛れの努力呼吸を余儀なくされる赤ちゃんは、やがてそれに疲れ果てて亡くなることが多かったのである。

私は、すでに触れたように、一九七五年に米国の新生児医療の視察に出かけ、そこでなされていた赤ちゃんの呼吸管理法を目の当たりにして驚きに近いショックを受けた。そこから帰ってすぐに、年度途中で無理を承知のお願いをして人工呼吸器を購入していただいた。そして、それを用いて行う持続的陽圧環境下での人工換気療法（IPPV with PEEP）、（「赤ちゃんの肺が膨らまない」の稿参照）が、ＩＲＤＳをはじめにした呼吸障害に極めて有効であることが分かると、その適応を呼吸障害以外の病態にも広げていったのである。

従圧式の人工呼吸器の原理は、一本の管の途中にＹ字管で赤ちゃんの気管内挿管チューブと接続しておいて（Ｔ字型になる）、管に一定の圧力ガスを送り続ける単純な仕かけである。そ

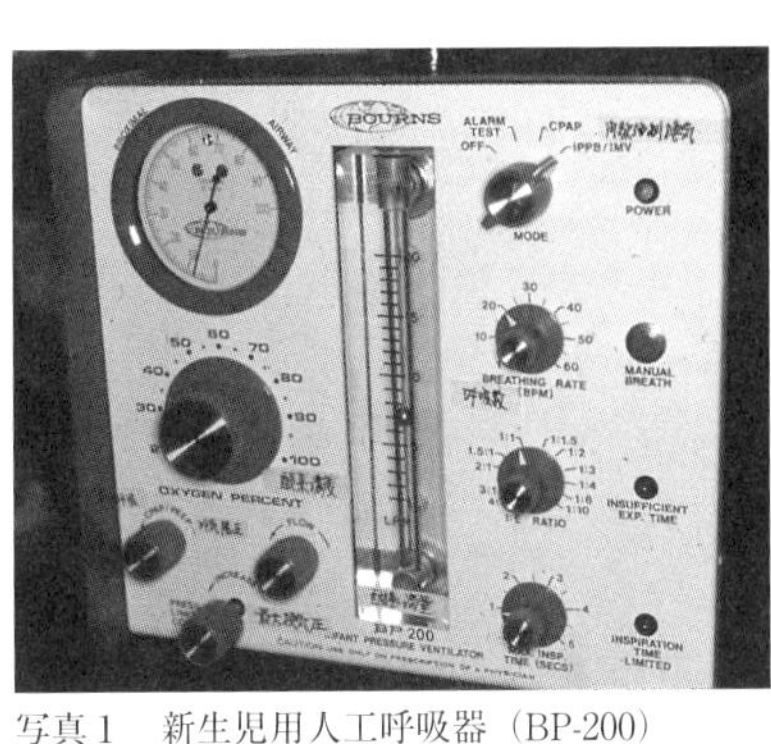

写真1　新生児用人工呼吸器（BP-200）
多くの設定ノブが用意されている。

して、管の出口（呼気弁）を閉じるとその間だけガスが赤ちゃんのチューブに入り込んで肺が膨らみ、開けると胸壁の弾性で肺が縮みガスが抜けるのだ。この簡単な作業を赤ちゃんの病態に合せて修飾するために、人工呼吸器には吸入酸素濃度や換気回数、そして吸気圧や終末呼気圧などを調節する機能が備わっている。そしてそれらを、写真1のようなノブを任意に定めることで、赤ちゃんの換気状況を意のままに変えて行くのである。たとえば、赤ちゃんの血液中の酸素分圧が下がっていて、その原因が呼吸数の不足にあるならば、呼吸器の換気回数を上げてやり、肺胞での酸素の取り込みが不十分であるならば、吸入ガスの酸素濃度を濃くしたり、終末呼気圧を高めたりして是正することができる。また、血液中の炭酸ガスが溜まっている場合には、換気回数や吸気圧を高めて換気効率を改善してやればよいといった具合なのである。

人工換気療法には、こういった呼吸補助のほかに、感染症などに認められる代謝に基づく血液pHの低下（アシドーシス）を是正する効果も期待できる。これは、代謝性アシドーシスに陥った赤ちゃんが自ら過呼吸を行っていることをしばしば認め、血液ガス分析を行うと、著しい低炭酸ガス血症に傾いていることにヒントを得て、それを人工換気法から代行できないかと考えたことである。具体的には、人工呼吸器で過換気を行って炭酸ガス分圧を低下させることで呼吸性アルカローシスを作り、それと感染症などから陥っている代謝性アシドーシスとを相補させて血液pHを正常域に近づけるのだ。血液pHが正常化すれば組織の代謝環境が整い、そこから緩衝機能などが円滑化していくことを期待するのである。

私はこういった人工換気療法の新たな効果を知るにつれて、赤ちゃんの手術後の呼吸補助はもとより、腹膜炎などで高度の代謝性アシドーシスに陥っている状況にも積極的に利用していった。

こうして六年が経った一九八一年にそれまでの経験例を整理している。この間に経験した新生児外科症例は三一四例であったが、そのうち五三例（一七％）で人工換気療法が利用されていた。そして、そうすることで、呼吸不全に陥った食道閉鎖症はもとより、重篤な代謝障害を伴う腹膜炎や先天性腹壁破裂などの救命率が飛躍的に改善していたのである（資料1）。

この集計から人工換気療法の効果を確信できた私は、この治療法さえあればどんな困難をも克服できると信じるほどの入れ込みになっていったのである。

資料1　長屋昌宏、他：新生児外科術後の呼吸管理、手術．一九八一年．

人工換気療法の応用

その一・食道吻合部の安静の確保

先天性食道閉鎖症は、胎生期に食道が途中でちぎれて閉鎖している先天異常である。発生学からみると、胎生四週ごろに上部消化管の原基である前腸から剥がれるように気管の芽が生じ、それが樹木の成長するように分枝して気管とその先に肺が形成される。その途中で齟齬（そご）が生じると、いろいろのタイプの食道閉鎖が発生するとされている。それらの中で、図1のように食道がちぎれ、その上部が閉鎖し、下部が気管と交通するタイプ（C型）が

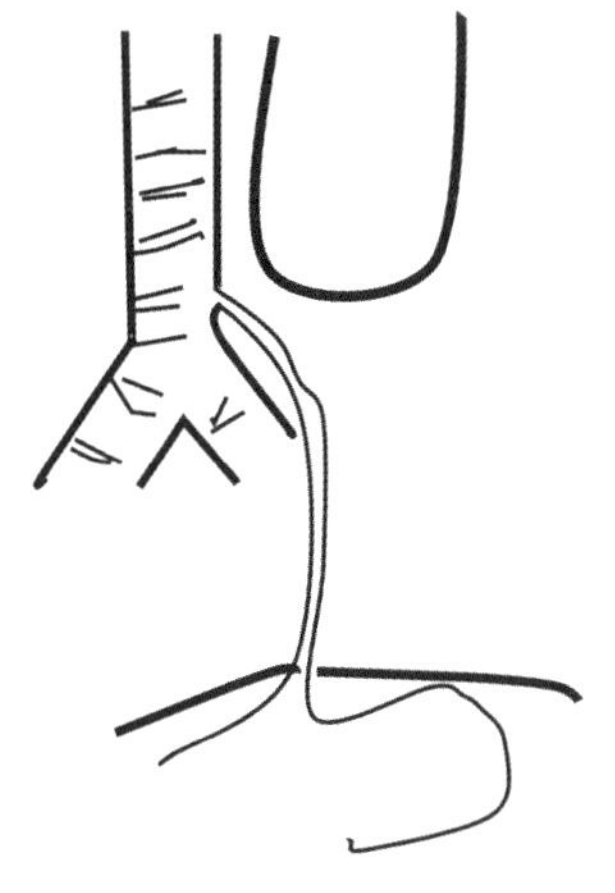

図１　C型食道閉鎖症
上部食道が盲端に終わり、下部が気管と交通するタイプ。

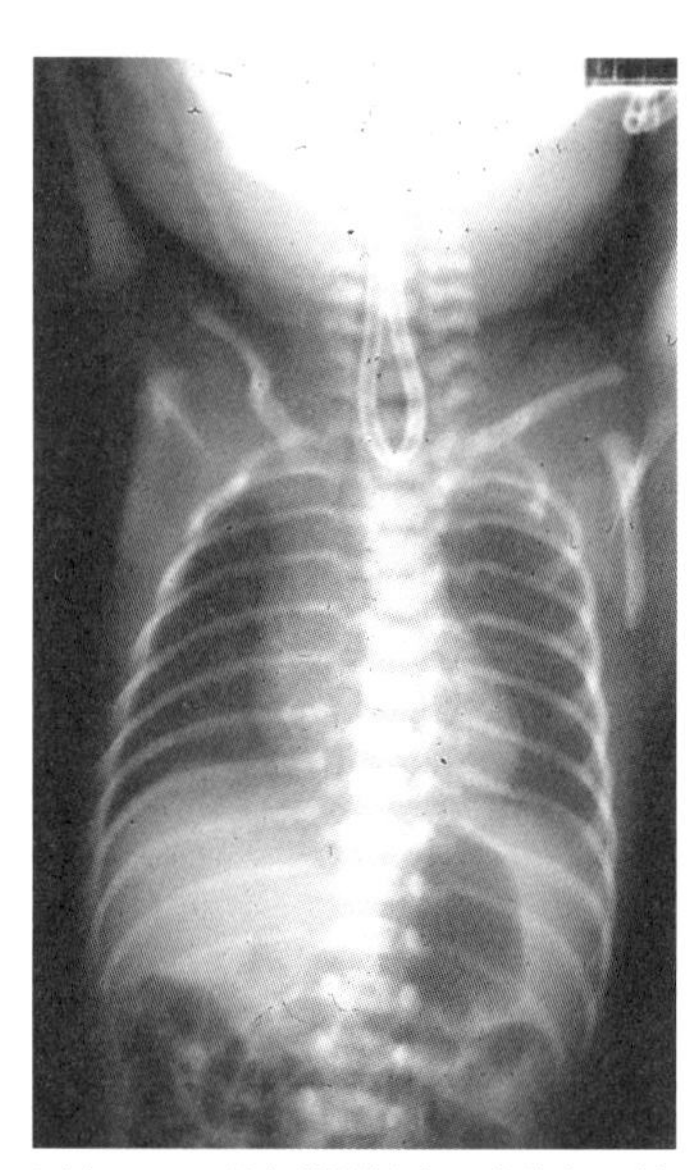

写真2　C型食動閉鎖症の胸腹部X線写真
鼻から入れたカテーテルが上部食道でUターンし、かつ、腹部にガス像を認めることから、C型と診断できる。

圧倒的に多い。事実、私の経験した食道閉鎖症一三四例中一一五例（八六％）がこのタイプであった。胎生期の大半をこの状態で過ごすために、上部の食道は大きく拡張し、下部食道は萎縮した状態で生まれてくる。

　食道閉鎖症の診断は、赤ちゃんが蟹のように泡を含んだ唾液を吐き出しているという臨床所見から疑い、鼻から挿入されたカテーテルが写真2のように上部食道でつかえてUターンしている所見がとらえられると成立する。そのうえに、腹部にガス像を認めると、気管と下部食道が繋がっていることも分かるので、そこからC型であると診断できる。

　C型食道閉鎖症の手術は、下部食道を気管から切り離し、それを小さく穴をあけた上部食道に結びつける（医学的には吻合する）のであるが、下部食道の径が高々五ミリメートルと細いので大変細やかな手術になる。新生児外科の中でも最も難しい手術のひとつとされ、しばしばその治療成績が施設の水準を表しているとされた。

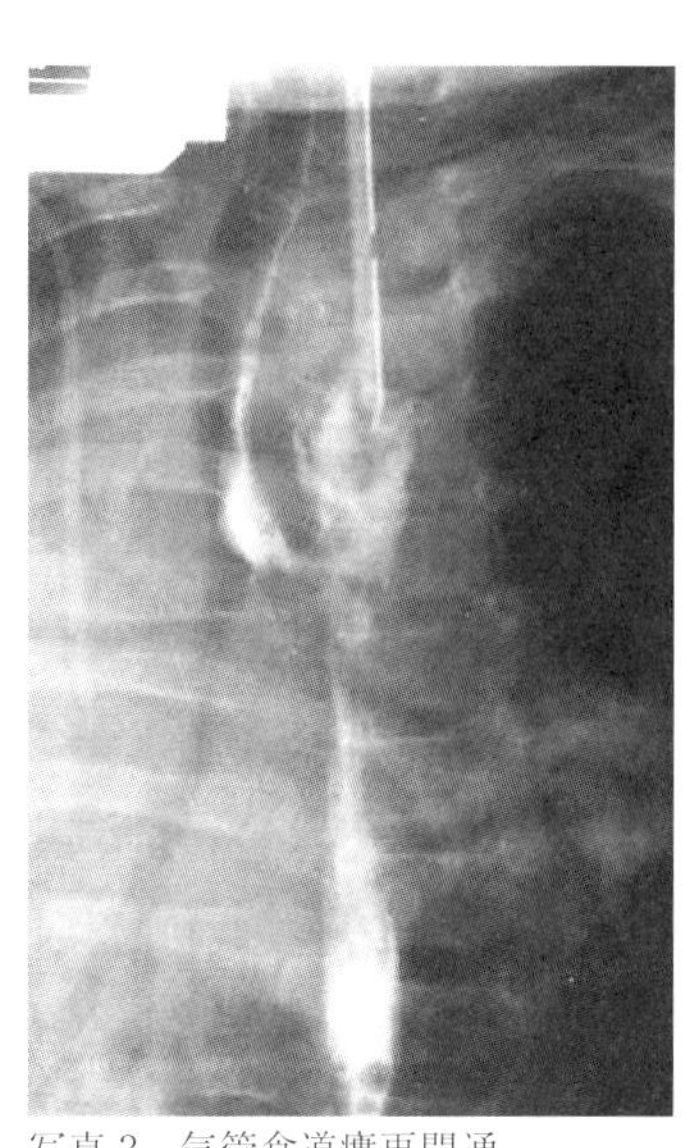
写真3　気管食道瘻再開通
食道へ入れた造影剤が気管へ流入している。

手術の合併症として最も恐れられたのが、吻合がうまくいかず結び目から内容が漏れる縫合不全であった。それを来す要因として考えられていたことは、吻合部口径の違いのほかに、上下の食道の離れ具合（距離）があり、それが長いと吻合部に緊張がかかるからだとされていた。私は、昭和六一（一九八六）年までに六八例の食道閉鎖症を経験したが、うち一三例（一九％）で縫合不全をきたし、しかも七例は写真3のように気管と再開通した。

この芳しくない状況を改善したいと考えていた時に、大きな転機になる症例に出くわした。その子（あかねちゃん）は昭和六一（一九八六）年一二月に生まれたC型食道閉鎖症の女児で、三二〇〇グラムの体重があった。さいわい手術を順調にこなすことができ、なんの合併症も起こさずに約一カ月で退院させることができた。その後も順調であったが、生後三カ月になって、咳と嘔吐をするということで来院した。単なる風邪ぐらいと思われたが、念のために食道透視をしてみると、写真3のように気管と食道が再びつながっていたのである（気管食道瘻再開通）。

そこで再手術を行って気管食道瘻を切離したが、その四日後に、食道側が再び縫合不全をきたし、しかも気管と再開通したのである。

ここからが苦難の道になった。手術を繰り返すたびに条件が悪くなると分かっていたからである。それでも気持ちをとり直して三回目の手術を行って気管食道瘻を再切離した。しかし、息を詰めるように見届ける私をあざ笑うように一カ月後にまたも再開通したのである。

三回の手術を受けたあかねちゃんはすでに五カ月になっていた。四回目の手術が必要であるが、これまでと同じ手術であれば同じ結果になると怯えた私は、焦る気持ちを抑えて対策を練った。そして、新たに二つの対策を取り入れることにした。

その一つは、度重なる手術で縫合部周辺の組織がもろくなっていることが縫合不全の一因になっていると考え、次回は、再閉鎖した後で大腿部から筋膜の一部を切除してそれを気管と食道の間に挟むことであった。

今一つの対策は、縫合不全をきたす要因として、術後に患児が激しい呼吸をしたり、泣きさけんだり、さらに嚥下運動をするたびに縫合部が動揺して安静の保たれないことがあるのではないかと考え、術後五日間を、筋弛緩薬を連続的に投与して呼吸をはじめ、嚥下や啼泣といったあらゆる動きを止めてしまい、その間の呼吸を人工換気療法（IPPV with PEEP）でまかなうことであった。難しかった四回目の手術を何とか予定したとおりに終えた後で、筋弛緩薬を連

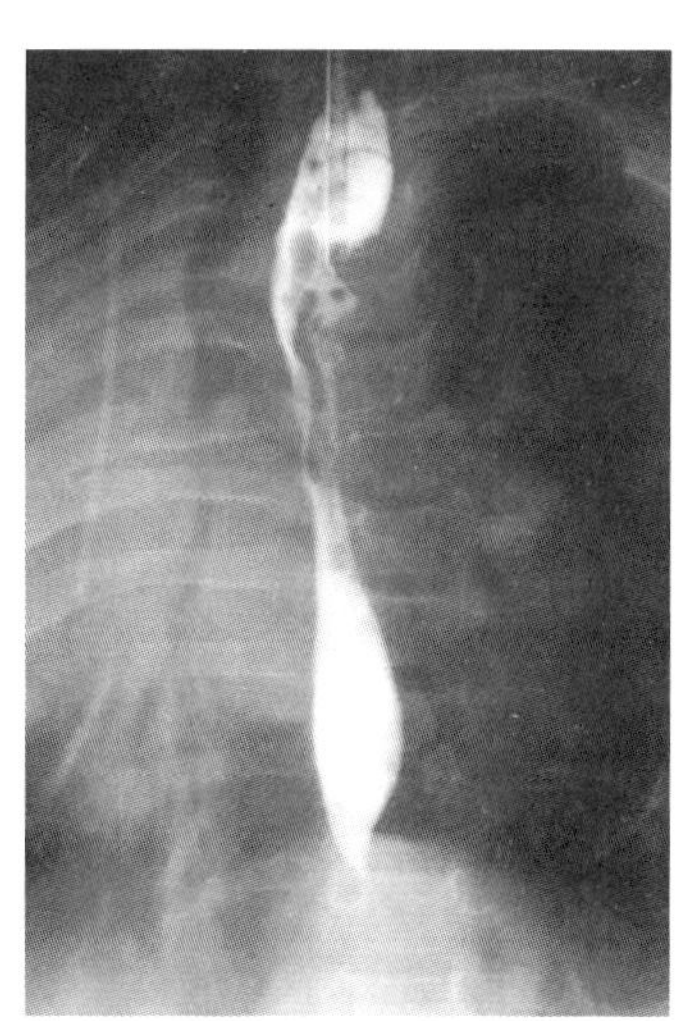

写真4　4回目の手術後
気管食道瘻は閉鎖している。

続投与した強制人工換気で約五日間を管理したところ、ようやく写真4のように瘻を閉鎖させることができたのである。

この苦い経験から考え出された、筋弛緩薬を連続投与した人工換気療法が、食道を吻合した後の局所の安静を保つために有効な手段になりうると思われたので、食道閉鎖症や狭窄症などの術後管理法として常用することにした（資料2）。

そして、その効果はその後に経験した六二例の食道閉鎖症で吻合部縫合不全と気管食道瘻再開通ともに一例も生じないという喜ばしい数字になって返ってきたのである（資料3）。

資料2　長屋昌宏、津田峰行、他：下部食道に気管瘻を有する食道閉鎖症における多期的手術の再評価、小児外科、一九九二年.

資料3　M Nagaya, et al: Proposal of a novel method to evaluate anastomotic tension in esophageal atresia with a distal tracheo-esophageal fistula. Pediatr Surg Int. 2005.

その二・過換気による代謝性アシドーシスの管理

先天性腹壁破裂は、赤ちゃんの臍の緒の付着部の腹壁が小さく裂けて、そこから腸管を中心にした腹腔内臓器がもろに脱出している先天異常である（写真５）。体腔の一部分である腹腔は胎生の初期にできあがるが、そのしくじりがこの疾患の原因とされるので、脱出した臓器は胎生期のほとんどの期間を羊水にさらされたまま成長する。そのために腸管表面に厚い偽膜が形成され、それが出生時の印象を悲観的にさせている。腸管の全ての脱出している赤ちゃんを初めて診た時の私の印象は、「これはとても助からないだろう」というものであった。産科の関係者も同様であったようで、治療をせずにそのまま亡くなる子どもも多くいたようだ。

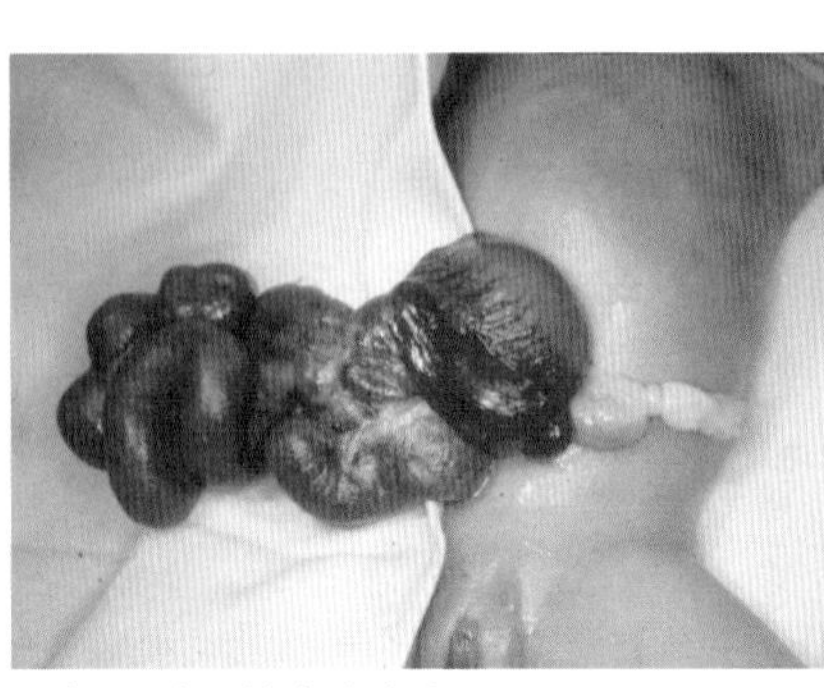

写真５　先天性腹壁破裂
臍の緒の脇にできた腹壁の裂け目から、全ての腸管が脱出している。臍の緒は正常についている。

この疾患の出生直後の病態としては、未熟児であることが多いこと、脱出した腸管の表面から体温が急速に奪われていくこと、それに、羊水を肺へ吸い込んで呼吸障害を伴っていることなどが挙げられ、これらの程度が予後を左右するとされていた。

人工呼吸器や新生児搬送体制などが整っていなかった昭和五一（一九七六）年までに私たちが経験した先天性腹壁破裂の成績は、一四例中半数の七例しか救命できないという惨憺たるものであった。その理由を後方視的に動脈血ガス分析から探ってみると、著しい代謝性アシドーシスに陥っていることが多く、それが腎臓での緩衝機能をはじめとした多臓器の機能を不活化していくためではないかと思われた。

そこで、代謝性アシドーシスを補うための対策として二つのことを考えた。

その一つは、脱出臓器の表面に生じる熱放散から低体温に陥ることがアシドーシスの主因をなすと考え、それを防ぐために赤ちゃんの搬送体制の整備を行ったことである。つまり、産院から毛布に包まれて運ばれていたという劣悪な体制から、赤ちゃんの収容器をもって、こちらから迎えに行く体制を取り入れたのである（赤ちゃんを運ぶ（新生児搬送）を参照）。それによって、赤ちゃんが低体温状態で入院することはなくなった。

今一つの取り組みは、術中・術後を通して人工換気療法（IPPV with PEEP）を積極的に取り入れたことである。それは、羊水を誤嚥しているために生じる呼吸障害を補うために留まらず、低体温や手術などによって生じた代謝性アシドーシスを人工換気療法から克服できないかと考えたからである。つまり、人工換気によって強制的に過換気状態を作り、血液を呼吸性アルカローシスに傾ければ、代謝性アシドーシスと相補して血液*p*Hを正常域に保つことができるの

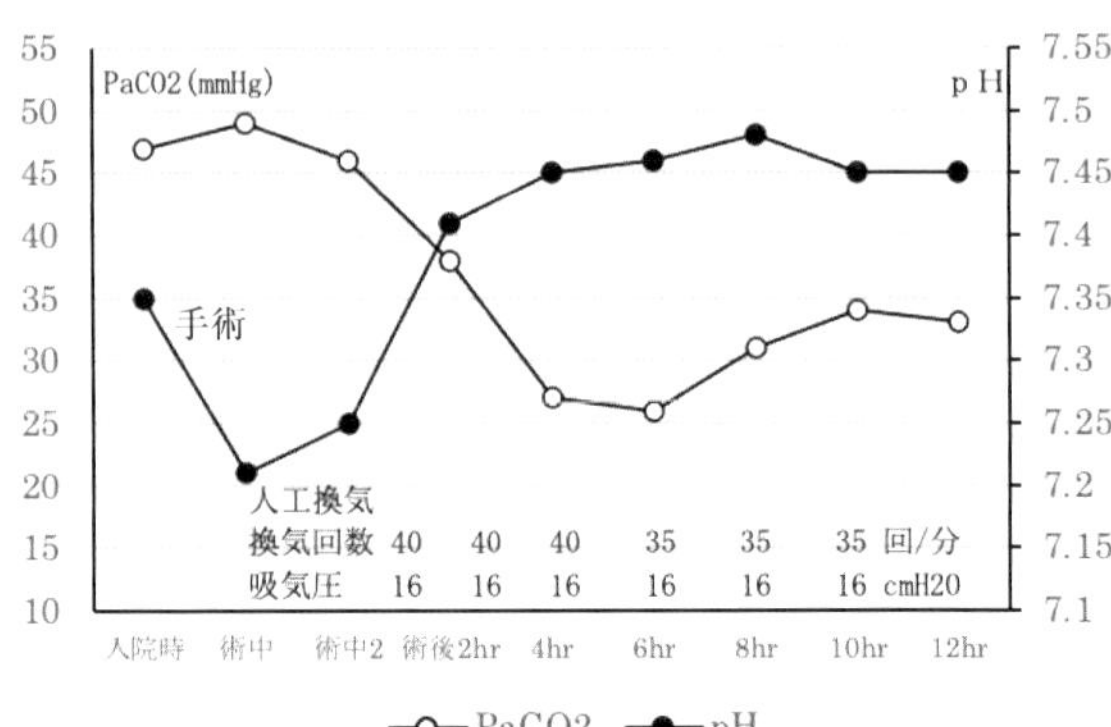

図2　人工換気療法の効果
炭酸ガス分圧（$PaCO_2$）の低下とともにｐＨが改善している。

ではないかと考えたのだ。血液*p*Hの矯正は腎機能や肝機能を賦活してその後の代謝機構を円滑化するのではないかと期待したのである。図2はこの試みを行った一例の血液ガス分析結果をグラフ化したものであるが、人工的に作られる過換気によって血液中の炭酸ガス分圧（$PaCO_2$）が低下するのに伴って、*p*Hがそれまでの七・二前後から正常化し、思惑どおりにアシドーシスから脱出できたことを示している。

これらの対策が奏功したようで、その後に経験した四五例では四二例（九三％）を救命できたのである。

人工換気法による代謝性アシドーシスの矯正法は、この疾患のみならず、新生児腹膜炎や敗血症などの感染性疾患にも広く応用できたのである（資料4）。

資料4　長屋昌宏、他：新生児外科疾患に対する人工換気、日本小児外科学会誌、一九七八年.

人工換気療法の弊害

ＩＲＤＳの呼吸補助に始まった新生児医療における人工換気療法（IPPV with PEEP）は、それ以外の病態にも有効であることが分かるにつれて広く普及していったが、一方で生れて間もない新生児、とくに未熟児に圧力をかけた人工換気を行うことへの反省がなされるようになった。この治療法を導入して六〜七年が経った昭和五七（一九八二）年ごろからのことである。つまり、それによって救命された症例の中に、成長するにつれて、喘息様の呼気障害に苦しむ子どもたちが出てきたのである。

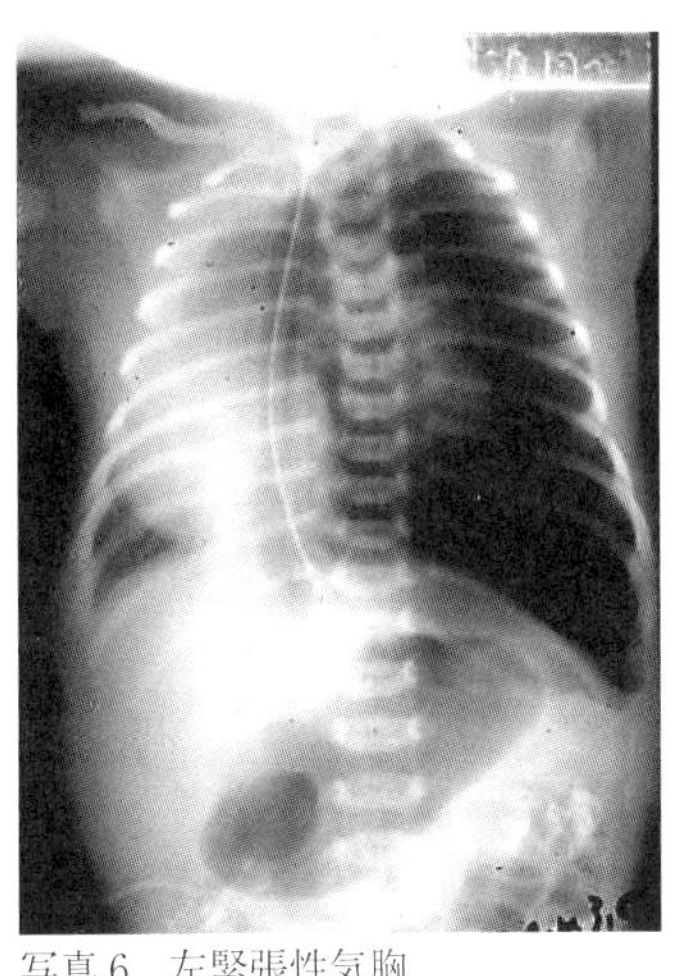

写真６　左緊張性気胸
左胸腔へ吸入ガスが多量に漏れて肺が潰され、縦隔と心臓は右へ偏位している。

人工換気法の弊害は、短期的には、吸気圧のかけ過ぎなどによって肺胞と臓側胸膜が破綻し、そこから吸入ガスが胸腔内へ漏れる気胸（写真6）があるが、この圧力損傷は脱気することでその場で対処される。

問題は、長期的な弊害にある。つまり、高濃度の酸素に含まれるフリーラジカル酸素（注参照）で破壊された肺胞上皮や、気胸までには至らないまでも吸気圧によって傷ついた個々の肺胞の修復機転として、肺胞と肺胞の間の肺間質に線維化の進むことが大問題なのである。それは、線維化によって硬くなった間質が周辺の肺胞の伸縮を妨げて潤滑な呼吸運動を著しく制限することになるからである。この病態を慢性肺疾患（Chronic Lung Disease, CLD）と呼んでいる。とくにそれが未熟児に襲った場合には、気管支肺異形成症（Broncho Pulmonary Dysplasia, BPD）と言われるが、それは、未熟児では吸入酸素や吸気圧のみならず肺組織そのものの発育不全も関与しているように考えられているからである。

いずれにせよ、行きつくところは、肺胞のある部分は気腫（いくつかの肺胞が癒合して袋状になり、そこに空気をため込んだ状態）状に膨らみ、他の部分は逆に無気肺（肺胞が虚脱して空気が入らなくなった状態）を呈するようになる。それらが換気効率を低下させ、とくに炭酸ガスの排出が困難になって激しい呼吸困難に陥るのである。幾晩も寝ずに看病をしてようやく助けあげた子どもたちが、やがて一掴みの空気も逃すまいと鼻孔を大きく広げ、ウーンウーンと喘ぎ苦しむ姿はいかにも哀れであったが、私にとっては、何とも情けなく切なさを越えて空しさすらもこみ上げてくるのであった。

注・フリーラジカル酸素（不対電子を持った活性酸素）…通常の酸素は一六個の電子を持つが、それが一七個ある酸素である。電子は対になることで安定するので、一つの電子が不対電子となる。これが、他の原子から電子を奪って安定化しようとすることから強力な酸化作用を有することになる。それが周辺の細胞を破壊する。

しゅん君

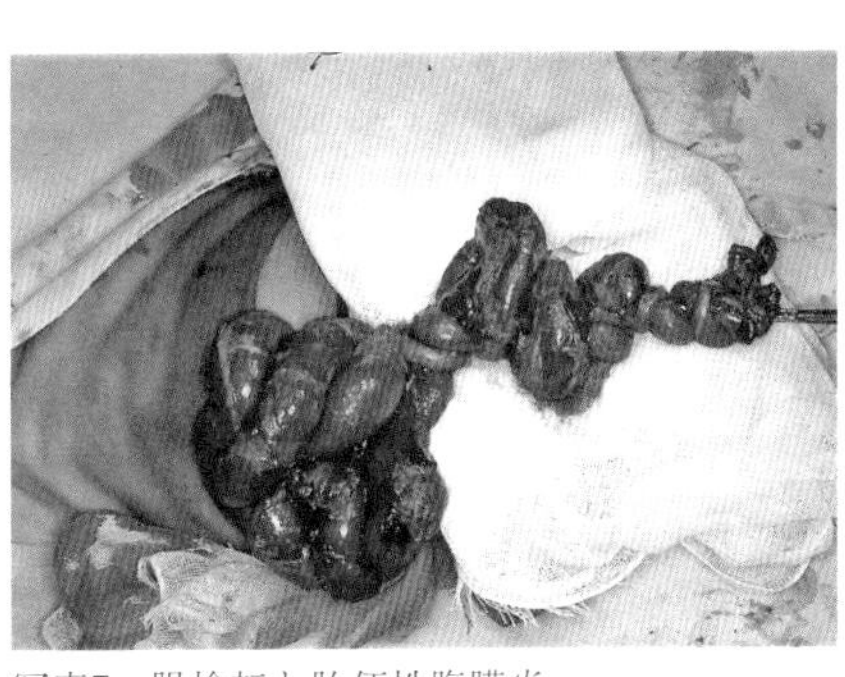

写真7　腸捻転と胎便性腹膜炎
小腸が捻れて壊死穿孔し、そこから漏れた胎便で汚染されている。

しゅん君は、昭和五八（一九八三）年生まれで強度の腹満のために出生直後に入院した。三一〇〇グラムの体重があって成熟していたが、激しい呼吸不全に陥っており、直ちに人工換気療法が開始された。呼吸不全の原因は、強度の腹満によって横隔膜が突き上げられたことと、腹膜炎による代謝性アシドーシスにあると診断された。人工換気などで状態の安定するのを待って手術をしてみると、写真7のように腸管の大部分が捻転して壊死に陥っており、腹腔内は腸管から漏れた胎便で激しく汚染されていた。ここから、胎生期に生じた腸捻転に起因する腸閉鎖症（腸管が途中でちぎれて連続性を失った先天異常）と胎便性腹膜炎（胎便が腹腔内へ漏れるために生じる腹膜炎）と診断した。辛うじて生き残った腸管は強度に癒着していたが、それらを解除したうえで腸吻合を行った。術後も続いた不安定な呼吸状態を高い設定の人工換気法で補助することでようやく危機を脱することができた。

呼吸不全は約二週間で落ち着きはじめ、人工換気療法は生後二一日目に終了した。しかし、腸管の長さが半分以下になったことに加えて、胎便性腹膜炎から腸運動の回復が遅れたためにミルクが十分に入らず、経静脈的な栄養補給が長期に必要になった。こうして薄氷を踏むような経過をとっていた生後四カ月に、追い打ちをかけるように百日咳に罹患したことがきっかけになって呼吸状態が再び悪化し、喘息様の咳嗽発作と多量の喀痰を排出するようになった。生後六カ月の胸部Ｘ線写真にはすでに小さな気腫と無気肺の混在した陰影を認めるようになり、ＣＬＤと診断されている。

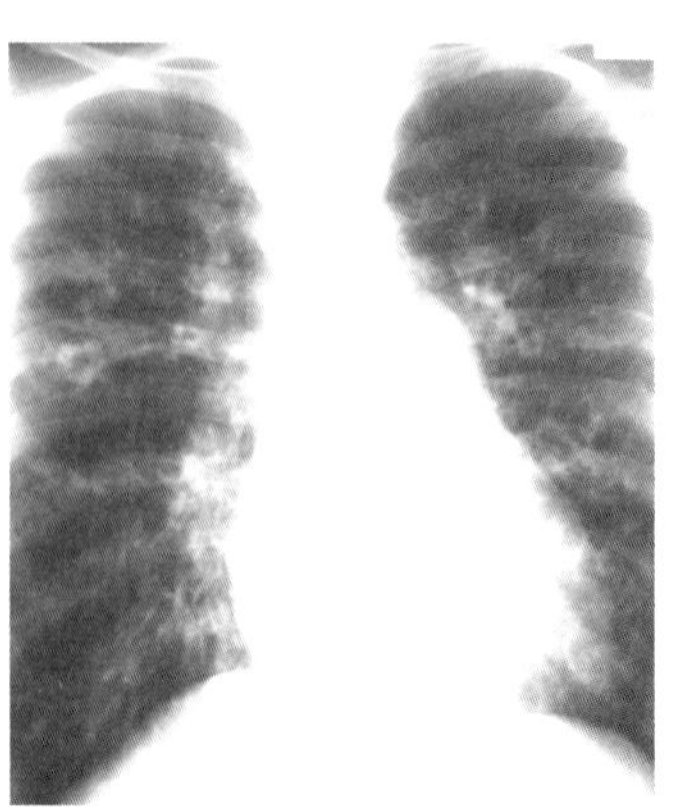

写真8　10歳時の胸部Ｘ線写真
肺野は気腫像が著明であり、それに無気肺が混在し、一部で小膿瘍を形成している。

しゅん君は、ＣＬＤに加えて、肝障害などの合併症から経静脈的の栄養補給を十分にできなかったために長期の入院になって行った。私は、長期入院による母子分離の弊害、つまり、しゅん君と両親の絆の破綻を怖れて、調子のよい時を狙って退院させる試みを行ったが、そのつど失敗し、呼吸不全の再燃と在宅での栄養管理の限界とから再度入院させせなければならなかった。こうして一一歳になるまでになんと一五回の入退院を繰り返し、薄幸の日々の大半を病室で送ったのである。写真8は一〇歳時の胸部X線写真であるが、肋骨は蟹の爪のように上向いて開き、肺野は気腫像が著明で、一部に膿瘍の形成を認めるなど、定型的な末期のCLDの所見を呈している。

そして、度重なる喘息様の発作に苦しみ、蒼ざめた体色と、慢性の低酸素血症から太鼓撥のような四肢末端を呈し、酸素吸入と気管支拡張薬や強心薬から離れられなくなった。やがて、耐性菌による肺化膿症を併発して、喀痰吸引のための気管切開を余儀なくされた。そして、最終的には肺膿瘍から進行性の呼吸不全による高炭酸ガス血症を管理しきれなくなって一二歳四カ月で死亡した。

ようこちゃん

ようこちゃんは昭和六二（一九八七）年五月生まれで、三〇〇〇グラムの女児であった。左横隔膜ヘルニアによる激しい呼吸障害を伴って生後四時間に入院した。直ちに人工換気療法が開始された。緊急手術によって写真9のような横隔膜の欠損孔が縫合閉鎖されたが、術後に定

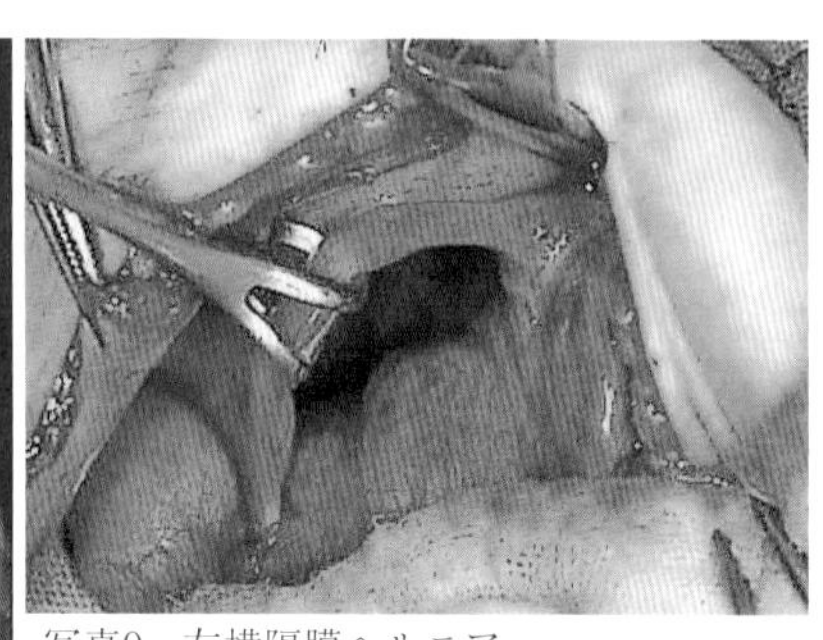

写真9　左横隔膜ヘルニア
左横隔膜に大きな欠損孔を認める。

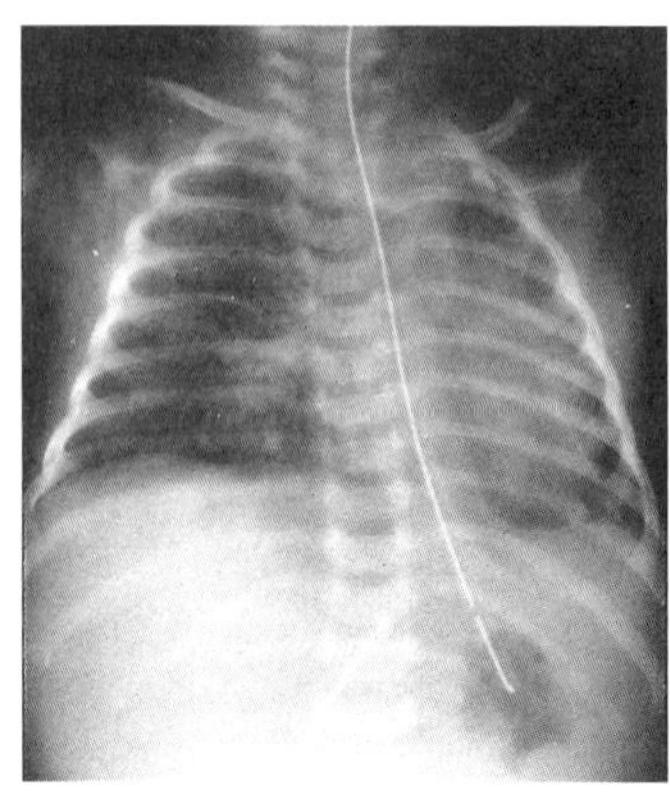

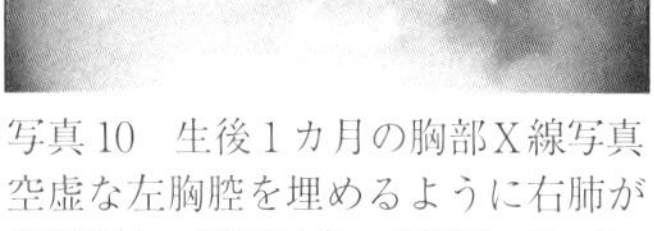

写真10　生後１カ月の胸部X線写真
空虚な左胸腔を埋めるように右肺が過膨張し、縦隔は左へ偏位している。

型的なＰＰＨＮ（別稿・肺へ血液が届かないを参照）に陥った。それに対して激しい設定の人工換気法と薬物療法を駆使して、ようやくそこから脱出させることができた。そして、人工換気療法は約一〇日間で終了した。

　軽症の横隔膜ヘルニアでは、手術によって脱出していた臓器が腹腔に戻されると、圧迫されていた肺が膨張を始めて短時間に胸腔を埋めていく。それに対して、重症の横隔膜ヘルニアでは、合併しやすい患側肺の低形成のために肺の膨張が遅々として進まないことがある。

　ようこちゃんの左肺もこのような肺であったようで、なかなか膨張してこなかった。そのために、空虚になった左胸腔を埋めるように、健側である右の肺が過膨張して心臓とともに左へ偏位してきた（写真10）。

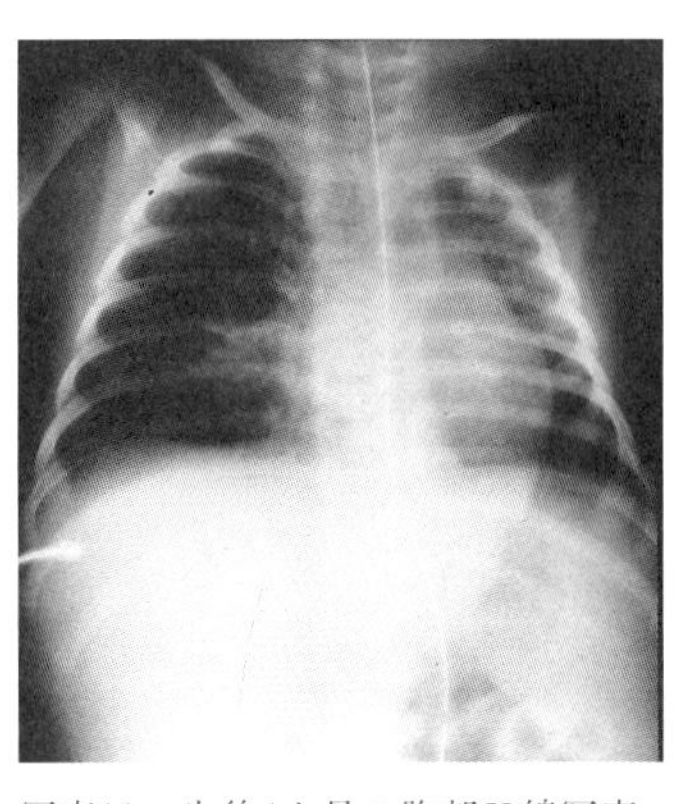
写真11　生後4カ月の胸部X線写真
両肺野とも気腫様で、左肺下葉が嚢胞状に過膨張してきた。

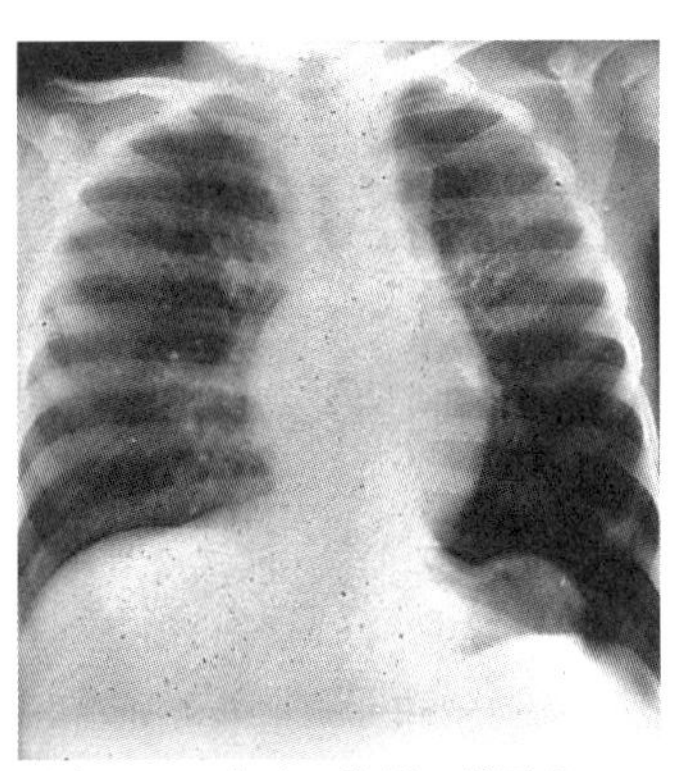
写真12　3歳時の胸部X線写真
肋骨は上を向いて開き、両肺野は気腫状で、とくに左下葉は嚢胞状に膨らんでいる。

その状態がしばらく続いたが、生後四カ月の胸部X線写真で、右肺の左への偏位を押し返すように、左肺の下葉が嚢胞状に過膨張していることを発見した（写真11）。つまり、肺胞の数を増やす（成長する）ことで膨らんだのではなく、ひとつひとつの肺胞が風船のように膨らんで肺の容積を増やす気腫様変化が生じてきたのだ。その程度は経過とともに進行した。そして、一歳五カ月ごろから喘息様の咳嗽発作を呈するようになったのである。

三歳時には、写真12のように、左下葉の嚢胞状の過膨張とともに、その以外の肺野にも気腫様変化が認められるようになった。そして、血流シンチグラムをとってみると、写真13のように左肺の血流量は右に比べて極端に少なく、とくに下葉には血流をほとんど認めない所見になった（資料5・6）。ここから、左下葉の大きな嚢胞状気腫は明らかで、それを

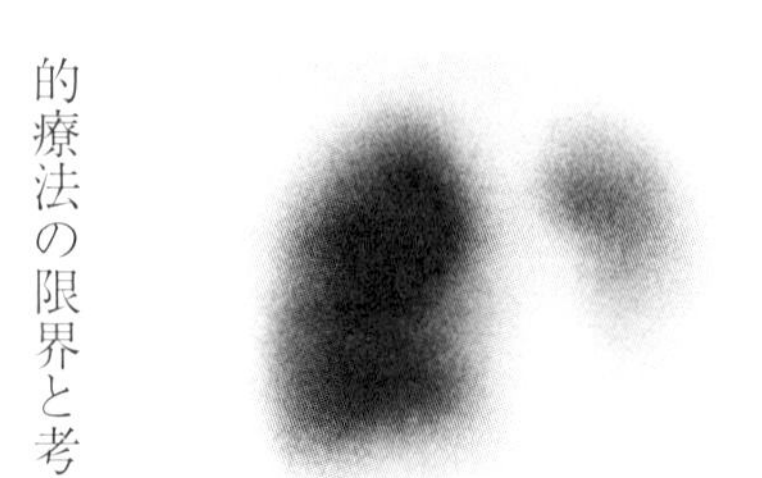

写真13　肺血流シンチグラム
左肺の血流は極端に少なく、ここから高度の低形成を疑わせる。

伴うＣＬＤと診断された。横隔膜ヘルニアに合併した左肺の低形成のほかに、出生直後からなされた激しい設定の人工換気法によって肺胞が傷ついたことがその原因として考えられた。ようこちゃんは、一歳三カ月で退院して自宅で過ごしていたが、やがて、喘息様咳嗽発作を起こすたびに緊急入院して対応せねばならなくなった。そして、四歳九カ月までになんと一八回の入院になったのである。

五歳になっても病状に改善の認められないことから、保存的療法の限界と考えて、大きく膨張しほとんど機能を失った左肺下葉を切除することにした。手術をしてみると、写真14に示したように、過膨張した左肺下葉が術創から飛び出してくるほどであった。この手術によって喘息様咳嗽発作の回数は減少したが、完全になくなるまでには至らなかった。

この間、ようこちゃんは両親の慈愛に育まれて成長したが、身長の伸びが思わしくなく、諸検査の結果、下垂体性小人症（成長ホルモンの分泌不足による低身長）と診断された。苦しみに追い打ちをかけるような現実を前に落胆する家族を何とか励ましてその治療を続けさせたが、ＣＬＤの状況は完治とはいかず、その後も入院の必要な発作に悩まされたのである。

そして、一〇歳になった春、突然、母親の実家のある富山県へ引っ越された。両親は私に、「山々やチューリップに囲まれた空気の良い所でこの子を育てます」と挨拶された。私には、「あなたの治療に見切りをつけ、天命に委ねて生きていく」という響きになって伝わってきた。

ようこちゃんはその後も時の節々にお手紙を下さって近況を知らせてくれる。もう三〇歳を越えているはずだ。

ここに示した二症例は、私のあれほど信じて疑わなかった人工換気療法への入れ込みを根底から揺るがすきっかけになった。そして、単に助けるだけの医療ではだめだ、その後の生活も考慮に入れた医療でなければ何の意味もないと考えるようになったのである。つまり、病んでいる肺を人工換気法でさらに鼓舞して治療することには限界を定めないと後から子どもたちに大変な負担をかけることになると思い知ったのである。

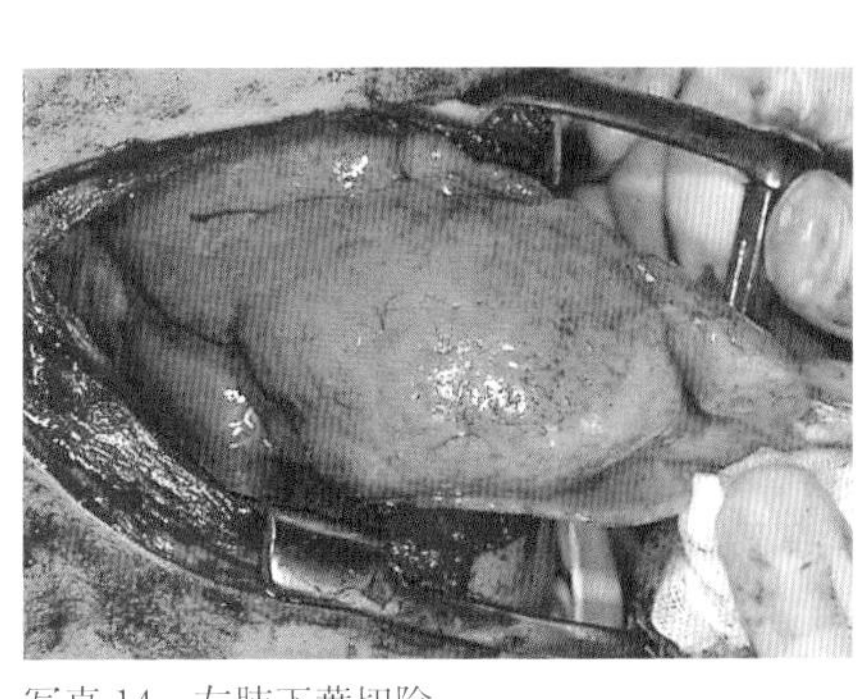

写真 14　左肺下葉切除
術創から過膨張した左肺下葉が飛び出してきた。

資料5　赤塚寛、長屋昌宏、他：先天性横隔膜ヘルニア術後における患側肺の発育、日本小児外科学会誌、一九九四年．

資料6　M Nagaya. et al: Development in lung function of the affected side after repair of congenital diaphragmatic hernia. J Pediatr Surg, 1996.

第4章
子どもたちから学ぶ

初めてのエクモ（ＥＣＭＯ）

　未熟児は新生児内科の先生によって管理されたので、私が直接かかわることはなかったが、同じ新生児センター内で彼らの苦闘ぶりを目の当たりにしてきた。それは、単に小さく生まれただけではなく、ＩＲＤＳ（別稿、「肺が膨らまない」を参照）を伴っていることが多く、その管理に難渋していたからである。ＩＲＤＳの本態は前述したように肺サーファクタントの欠乏にあるが、やがてその産生が進み、一週間ほどで必要量が満たされれば呼吸障害から解放される。したがって、その間をなんらかの方法で繋ぎえた症例は救命されることもあった。そしてその繋ぎを行う方法が人工換気療法（IPPV with PEEP）をはじめにして種々検討されていたのである。

三〇分ならいけるよ

ある時私は、約一〇年前にフレッシュマンとして半年間を過ごした名古屋大学で知った人工心肺のことを思い出した。たしか名大式体外循環装置と呼んでいたが、現在のような膜型人工肺が開発される以前のもので、幾枚かのプレートを重ねてガス交換を行う大がかりの装置であったと記憶している。この装置を用いれば、つまり、赤ちゃんの臍の緒の動脈と静脈を利用して体外循環回路を作り、そこで人工肺によるガス交換を行えば、赤ちゃんの肺に頼ることなく肺サーファクタントが産生されるのを待つことができるのではないかと考えたのだ。そこで、母校を訪ね、成人の人工心肺を専門に研究していたある先生にこの考えを持ちかけてみた。一通りを聞き終えた先生は、「現時点で安全に施行できる体外循環時間は三〇分だ。一週間はとても難しいことだよ」と答えられた。

あまりにもかけ離れた時間差に実現性は極めて薄いと諦め、この考えは私の思考の陰に埋もれて行った。

先天性横隔膜ヘルニアの病態

先天性横隔膜ヘルニアは、胸腔と腹腔を境えている横隔膜の形成に齟齬があり、種々の大きさの孔（写真1）を残したまま出生する先天異常である。すると、胎生期から腹腔内臓器が写真2のように胸腔へ入り込んだままになるので、肺が圧迫されてその成長が妨げられる。つまり患側肺は低形成の状態で生まれてくるのである。

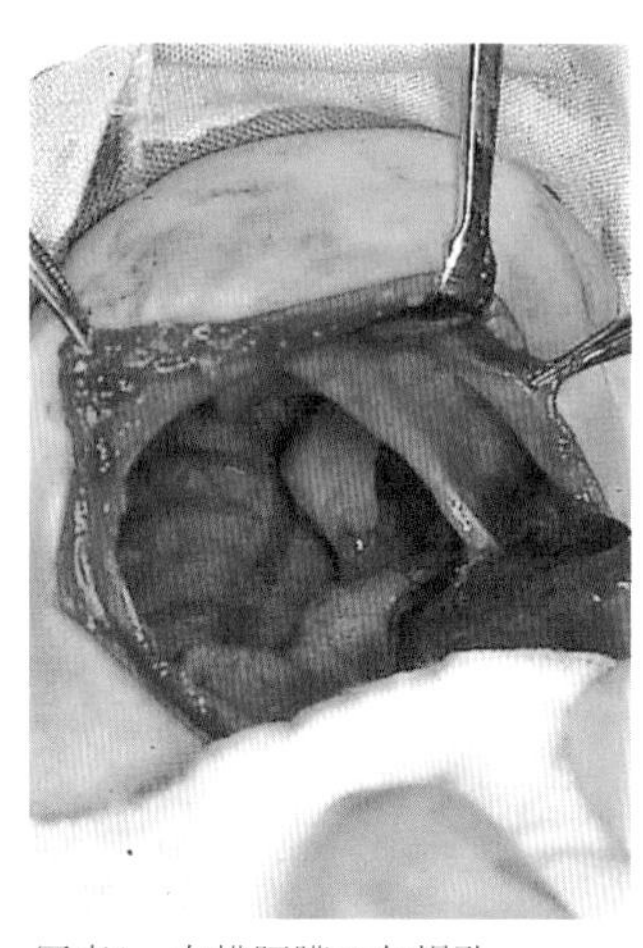

写真1　右横隔膜の欠損孔
横隔膜に大きな欠損部を認める。
胸腔に見えるのは右肺。

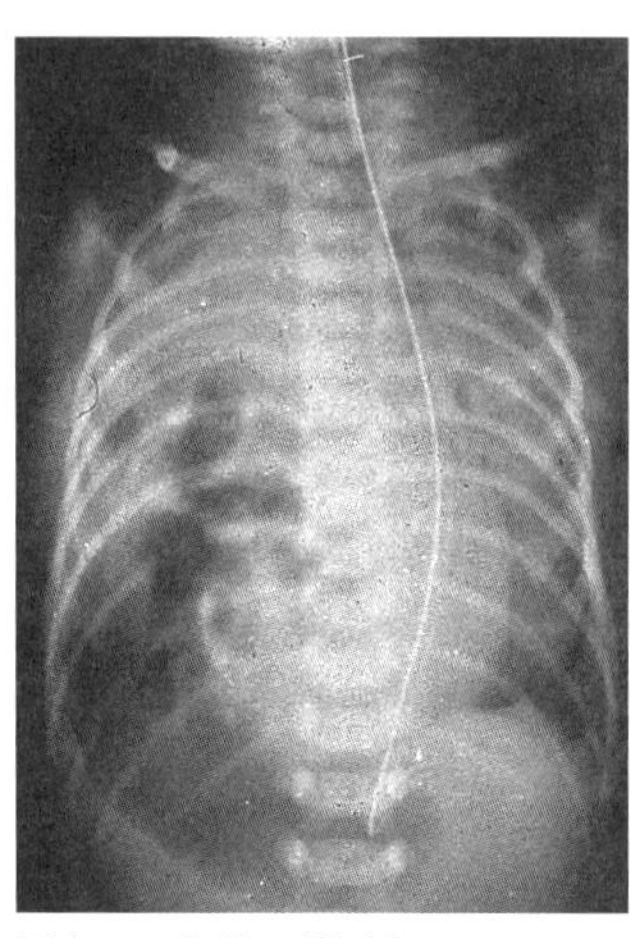

写真２　胸部Ｘ線写真
右胸腔が肝臓や腸管ガスで満たされている。

こういった物理的な要因のほかに、とくに重症の横隔膜ヘルニアでは、出生直後になされるはずであった胎児型の循環様式から成人型へのスイッチが進まず、生後も胎児期の循環様式が続いてしまうＰＰＨＮ（別稿・肺へ血液が届かない・ＰＰＨＮを参照）に陥りやすい。これらの二つの病態が重なって彼らの呼吸と循環の両面を脅かす。したがって、出生直後からこれらの病態に迅速に対応しない限り患児を救命させることは難しいのである。とくにＰＰＨＮは極めて難治性で怖しい病態なのである。私たちの病院が開設された一九七〇年当時では、こういった病態、とくにＰＰＨＮに気づかれないまま産院で不幸な転帰をとることが多かったようだ。それは、出生直後に原因不明のまま、まさにあっという間に亡くなった赤ちゃんの死因を探るために解剖を依頼され、それが横隔膜ヘルニアであったことを幾度も経験したことからも明らかである。また、昭和五二（一九七七）年までの七年間に私たちが経験した一六例の横隔膜ヘルニアのうち、生後二四時間未満に入院した、いわば最重症例は僅かに二例に過ぎなかった、言い換えると、最重症例は私たちの手に届く前に亡くなってしまい、届いた症例は、生後数日を経てから呼吸に異常の現れる、いわば軽症例に限られていたことからも明らかである。

最重症例への取り組み

昭和五一（一九七六年）年に県当局の理解をえて私たちの病院に専用救急車を具備した新生児搬送体制が整った。それとともに患児の来院時間は一気に短縮され、横隔膜ヘルニアに関しても出生直後に発症する最重症例が私たちの手に届くようになった。それは、続く八年間（一九七八～八六年）に三九例の横隔膜ヘルニアを経験したが、うち二一例が生後二四時間未満に来院していることからもうかがうことができる。

生後二四時間未満に入院する横隔膜ヘルニには、多くの場合で致死的な病態であるＰＰＨＮを伴っている。私は、このＰＰＨＮに陥った最重症例に対して、以前から検討していた人工換気療法を応用し、それに種々の肺動脈拡張薬を組み合わせた治療を精力的に行っていった。

しかし、それらが有効であった症例は少なく、この間にＰＰＨＮに陥った一三例のうち八例がこの病態を克服できずに死亡した。そして、辛うじて救命できた子どもたちの中に、それまでになされた激しい人工換気療法によって肺が傷つき、その後遺症としてのＣＬＤから喘息様の発作に悩まされる子どもたちも認められるようになったのである（別稿・人工換気法の弊害を参照）。

これらの苦い経験を重ねるに連れて、私は、人工換気療法や薬物療法には限界があり、新たな治療法なくしては成績の向上は望めないと思うようになっていった。つまり肺循環不全が主体をなす低酸素血症に対して人工換気を駆使しても限界があると認識させられたのである。

この認識は米国においても同様であり、一九八〇年代に入ると、心肺機能を補う新たな治療戦略としてエクモ、すなわち、人工肺を用いた体外循環法（Extra Corporeal Membrane Oxygenation, ＥＣＭＯ、別稿・肺へ血液が届かない・ＰＰＨＮを参照）が再認識され、その臨床試験が限られた施設で始められた。そしていずれの施設からも優れた成績が報告されたのである。

それを知ったとき、私に、かつて未熟児のＩＲＤＳに対して模索したが、諦めていた体外循環法による呼吸循環管理の考えが再び頭をもたげたのである。そして、一九八三年からエクモの検討を文献のうえから開始し、人工心肺装置の開発を手がける業者と連絡を取りながら、運用のノウハウを学んでいった。

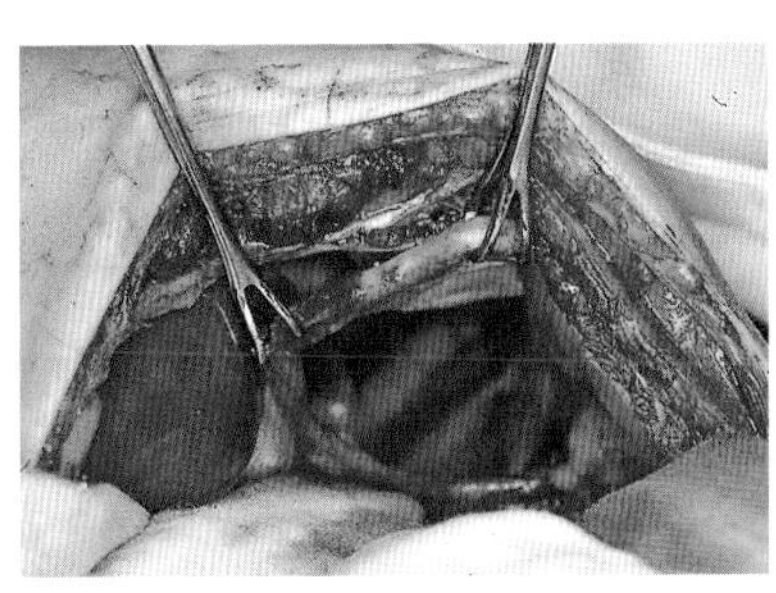

写真４　左横隔膜の欠損孔
左横隔膜に大きな欠損孔を認める。

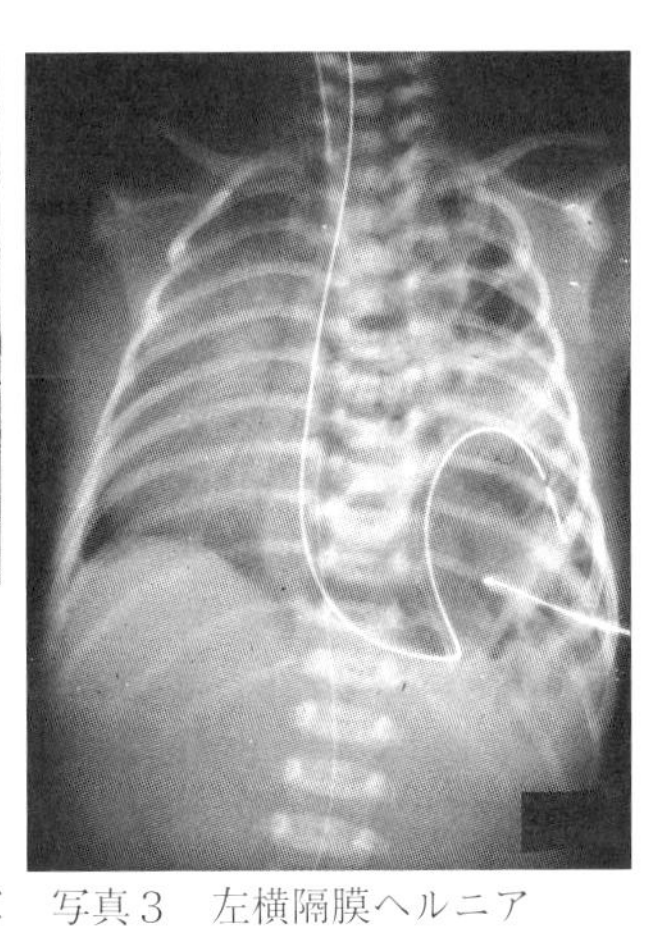

写真３　左横隔膜ヘルニア
左胸腔が胃を含む腸管で満たされている。

初めてのエクモ（ＥＣＭＯ）

それから二年が経った昭和六一（一九八六）年の春に頑固なＰＰＨＮを伴った症例（エミちゃん）を経験することになった。生後三時間に入院した最重症の横隔膜ヘルニアで、写真３のように胃を含むすべての腸管が左胸腔へ脱出していた。緊急手術によって写真４のような欠損孔が縫合閉鎖された。しかし、手術直後から激しいＰＰＨＮに陥り、それに対して高い設定の人工換気療法と極量に近い薬物療法を五〇時間にわたって行ったにもかかわらず、そこから回復してこなかった。打つ手がなくなり、時間の経過とともに薬物を増量し辛うじて生命を維持していたが、過去の経験からこのパターンに陥った症例は最終的に不幸な転帰をとることも分かっていた。だから、このような症例にこそ新たな治療法としてのエクモが適応になるのだろうと思われたが、いざとなると、その経験のない自分に果たしてできるだろうかという不安が先にたってなかなか行動を起こせなかった。

はっきりとした決意も定まらないまま、入院当初からじっと病院に詰めていた父親に病状を説明していた。

「現状の治療を続けてもおそらく回復は見込めないこと、既存の治療手段はすでに使い切ったこと、そして自分の経験ではあと数日でなんらかの合併症を併発して不幸な転帰をとる可能性が高いこと」を話した。そして唯一残された方法は、「最近米国で始められたエクモといわれる治療法であり、まだ少数ではあるが優れた成績が報告されている。しかし、日本にはそれを行っている施設はなく、私にも経験はない。したがってそれを用いて救命できる自信は全くないが、約三年前からそのための準備を行い、臨床応用に備えて来ている。そして、この治療法の最大の利点は、体外循環法を通して人工的にガス交換をしている間は、自らの肺に頼る必要はなく、その間の人工換気法の設定を極端に落とすことができるので、それによる圧力損傷などの弊害を回避できることだ」と説明した。

父親は私の説明をじっと聞いたあとしばらく無言であったが、やがて意を決するように私の目を見据えて、「私も技術屋の端くれの仕事をしています。新たな技術を開発する時には勇気と決断が必要であると思います。私の娘を先生に預けました。どうか思い切ってそのエクモという治療を試みて下さい」と一気に話された。

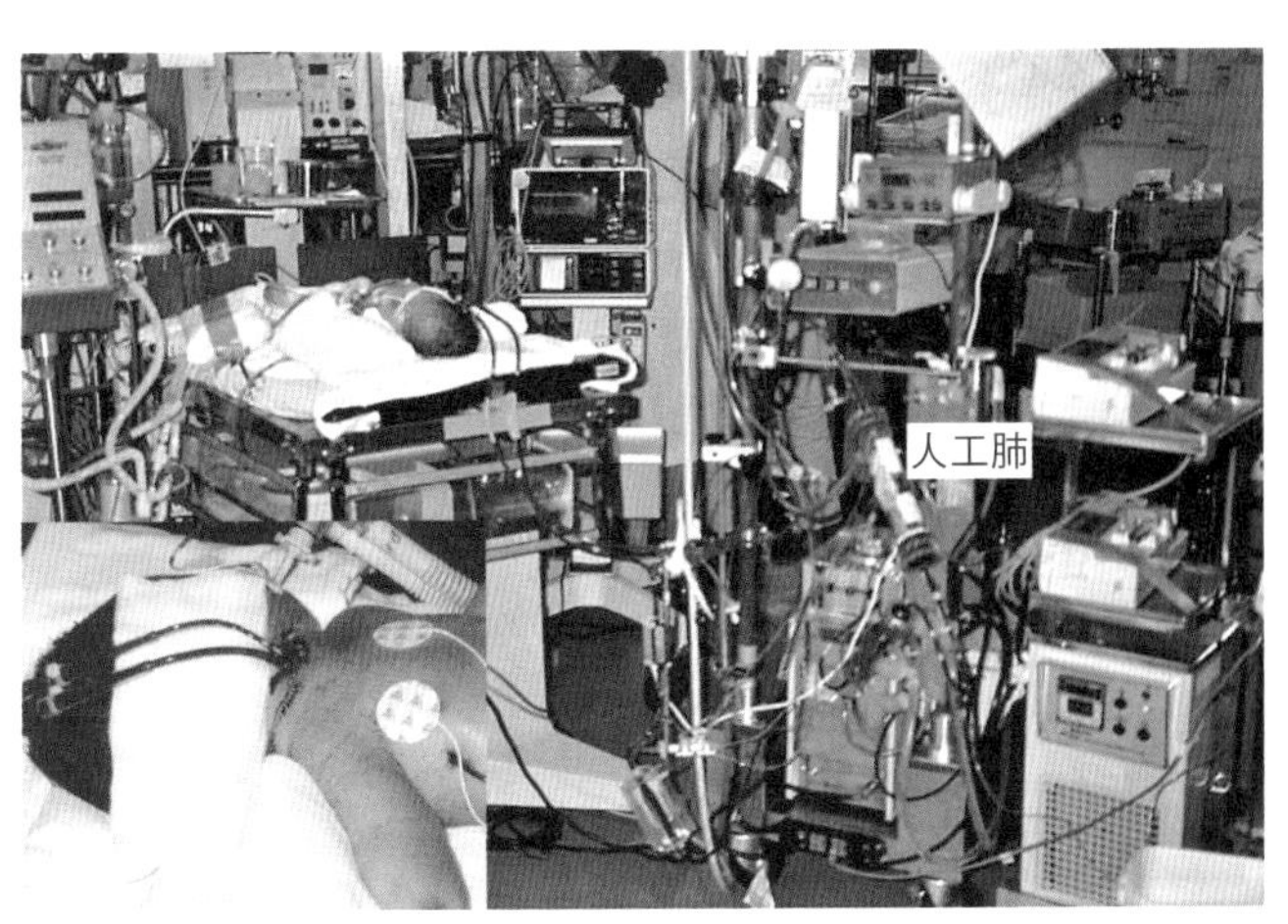

写真５　エクモによる呼吸循環管理
頚静脈から体外へ落差で引いた血液を人工肺でガス交換し、ポンプで圧力を付けて頚動脈へ還元する。

優柔不断の私の心中を察し、それを咎めるかのように新たな挑戦を認めて下さった父親の決意には圧倒されるような迫力があり、それが強力な後押しになって私の心は定まった。そして直ちに出入り業者から必要物品を取り寄せ、同時に機器の運転に精通した技師の応援を要請したのである。

それから写真５のようなエクモによる治療が五九時間にわたって行われた。エミちゃんは父の決意を受け入れてじっと耐えた。そして、私たちの期待に立派に応えてくれたのである（資料１）。

エミちゃんは何の後遺症も残さずに蘇った。そして順調に成長し、やがて、大学を卒業して保育士になった。それからしばらくして結婚をされ、今は一児の母になっている。

この症例を契機にして、私たちの病院では、エクモが横隔膜ヘルニアや胎便吸引症候群の子どもたちに襲いかかるＰＰＨＮに留まらず、母体からの垂直感染による敗血症のような他の重症の新生児にも応用されるようになり、これらの病態に伴う呼吸循環不全の最後の治療戦略として定着した。そして、平成一五（二〇〇三）年までにエクモの対象になった一二六例のうち、一一五例が新生児例であったが、そのうち七九例（六九％）が救命されており、その効果を確認できたのである（資料２・３）。

資料１　M Nagaya, et al: Extracorporeal Membrane Oxygenation-successful treatment after repair of congenital diaphragmatic hernia. Pediatr Surg Int, 1988.

資料２　M Nagaya, et al: Extracorporeal membrane oxygenation（ECMO）: applications and results for patients with congenital diaphragmatic hernia. Pediatr Surg Int, 1993.

資料３　M Nagaya, et al: The efficacy of extracorporeal membrane oxygenation（ECMO）for newborns with septic shock. Pediatr Surg Int, 1993.

臍帯ヘルニアの腰椎

臍帯ヘルニアという先天異常がある。いわゆる出べソといわれる臍ヘルニアや後述の先天性腹壁破裂とは全く異なる疾患である。こちらは、写真6、7のように出生時に臍の緒の基部が広く開き、その中に腸管のみならず肝臓などの内臓が脱出している疾患で、体腔や臍の緒の発生と強く関わった先天異常である。

臍帯（臍の緒）の発生

一枚のプレートとして形成された胎芽の体壁が、妊娠六週までにその隅が捲れあがるように伸びてゆき、あたかも風呂敷を包むように中央に収斂して体腔が形成される。それに続いて一〇週までに腸管が急速に成長するが、体腔に収まり切れない部分は、その時点で基部のまだ広い臍帯の中へ脱出し、そこで成長を続ける（生理的臍帯ヘルニアと呼ぶ）。そして、一一週までに成長してきた腹腔へ戻っていく。また、この時期には、胎児に肛門や尿道が形成されておず、腸内容や尿が臍腸管や尿膜管と呼ばれる管を介して臍帯基部から羊水の中へ捨てられている。したがって、妊娠初期の臍部は広く開大しているが、やがて腸管や膀胱とのつながりが絶たれると急速に絞まっていき、ついに、二本の臍帯動脈と一本の静脈のみを収めた太さ、約一・五センチメートルの臍帯（臍の緒）になる。

臍帯ヘルニアの自験例

臍帯ヘルニアはこういった臍の緒の複雑な形成過程で何らかの齟齬が生じ、臍帯基部の収斂が十分に完成しないまま発生の止まった疾患である。

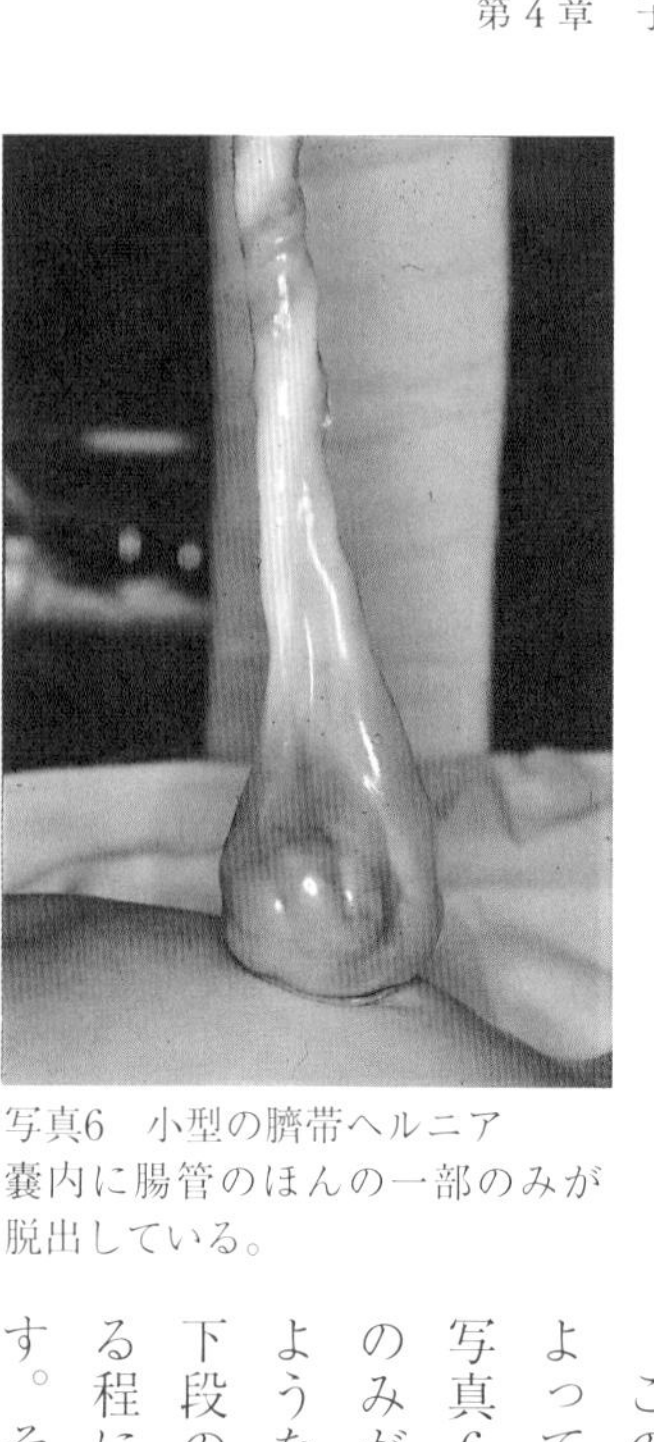

写真6　小型の臍帯ヘルニア
嚢内に腸管のほんの一部のみが脱出している。

この体壁の収斂がどの時点で止まるかによって、ヘルニアの基部の大きさが決まり、写真6のようにヘルニア嚢内へ腸管の一部のみが脱出する小型から、写真7の上段のような多くの腸管の脱出する中型、そして下段のように肝臓も含めて腹部全体を占める程に大きな巨大型までと様々な形態をなす。そして、嚢の中に脱出した臓器はそこ

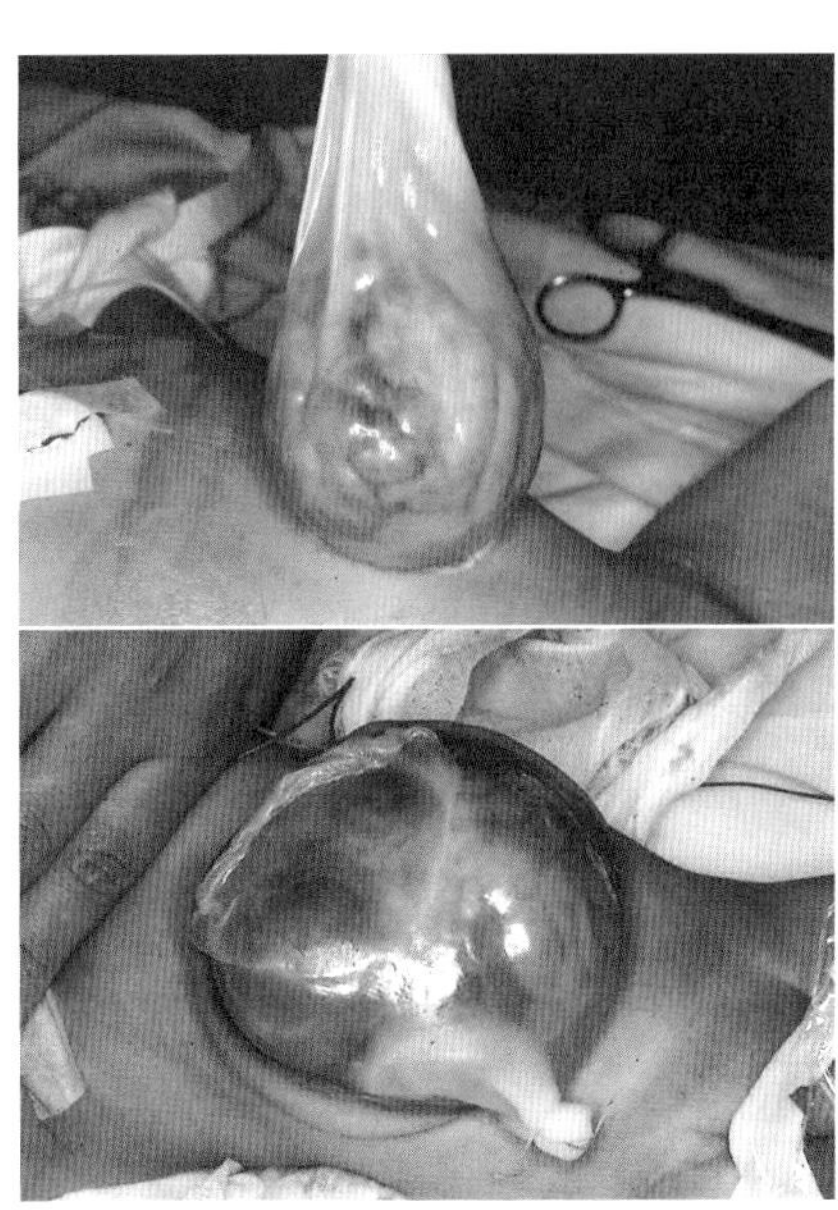

写真7　臍帯ヘルニアの諸型
上は腸管の多くが嚢内へ脱出した中型。
下はそれに加えて肝臓も含まれる巨大型。

で成長を続ける。したがって、例えば肝臓は、本来ならば横隔膜の下方でそこにはまり込むように形成されてあのような形態になるが、これがヘルニア嚢の中で成長すると、ボールのような丸い形をして生まれてくるのである。

私が経験した臍帯ヘルニアは一〇九例である。この疾患には他の先天異常を伴いやすく、これが同じ腹壁の先天異常である先天性腹壁破裂と対比される大きな特徴である。合併する先天異常としては、心奇形（一〇九例中二二例）や肺低形成（同一三例）、さらに染色体異常（同一〇例）などがあり、それらが生命を脅かす大きな要因になっていく。その結果、全体での生存率は一〇九例中七三例（七〇％）と、他の先天異常に比べて低かった。

臍帯ヘルニアの治療法の選択

私は、他に重篤な病態がなく、かつ、写真6のような小さなヘルニア嚢の症例に限って、嚢を切除したうえで腹壁を閉鎖する一期的閉鎖法を選択した（四〇例）。それに対して、ヘルニア嚢が大きかったり、他に重篤な病態を伴っていたりする症例には、手術のリスクを避けるために保存的療法を選択した。保存的療法とは、写真８に示したように、ヘルニア嚢の表面が、約一週間であたかも臍の緒が乾燥するように硬くなり、そのあと時間の経過とともに嚢の周辺から瘢痕組織に置き換わっていくのをじっと待つ治療法のことである。私はこの治療法を五二例に行ったが、二から三カ月という日数を要する欠点があるものの確かに有効で、ヘルニア嚢が瘢痕組織に置き換わっていくに連れて脱出していた臓器は徐々に腹腔内へ納まって

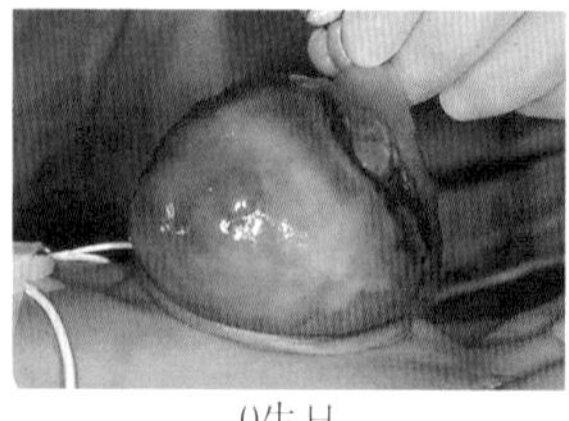

0生日　7生日

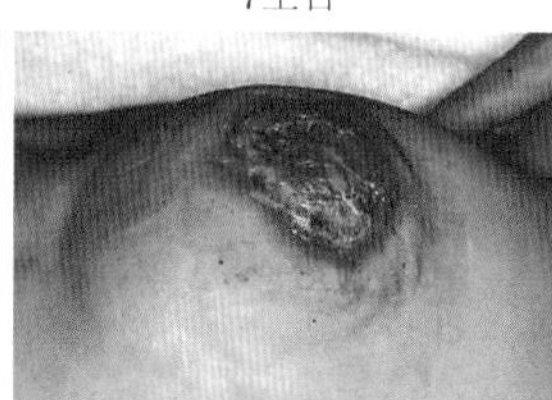

49生日　70生日

写真8　保存的療法
上段左のような大きなヘルニア嚢が１週間で右のようの乾燥し、日を追って周辺から皮膚が盛り上がり、70日には下段右のように瘢痕組織に置き換わっている。

いった。つまり手術侵襲を避けるためには格好の治療法なのである。

しかしながら、保存的治療法を選択するためにはある条件が必要になる。それは、ヘルニア嚢の基部が脱出臓器の還納できるだけの広さを持っていることである。もし基部がそれよりも狭いと、嚢の中で成長した肝臓などが引っかかって（医学的には嵌頓して）腹腔内へ戻っていかないからである。

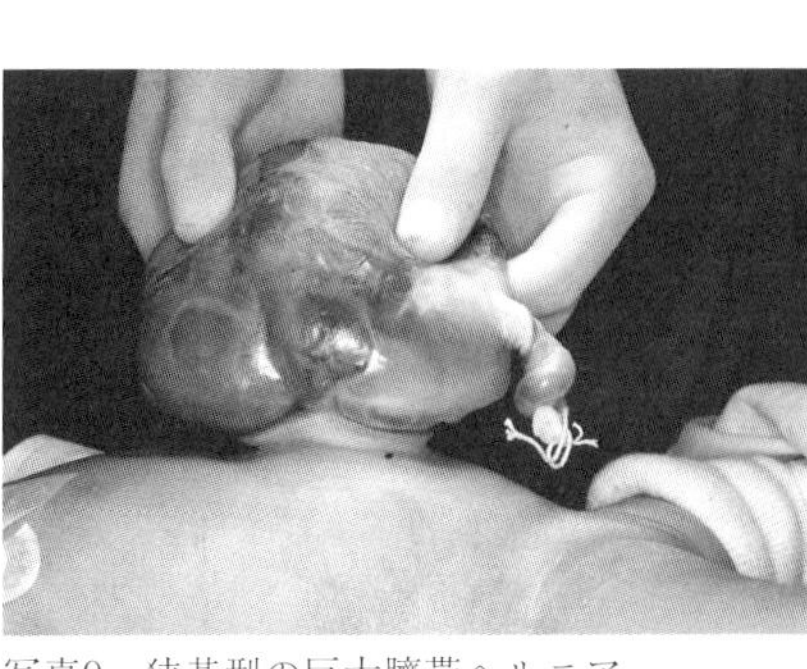

写真9　狭基型の巨大臍帯ヘルニア
基部がくびれている。

私は、このような基部のくびれた狭基型の大きな臍帯ヘルニア（写真9）を一七例に経験した。この場合には保存的療法の適応はなく、手術が不可欠であるが、胎生初期から内臓の大部分が嚢内へ脱出しているので、受け入れる腹腔がそれに見合うだけの大きさにまで発達していないことが多く、そこを無理して押し込めば、下大静脈などを圧迫して急性循環不全に陥れてしまう。したがって一期的閉鎖法の対象にもならない。

そこで、写真10の上段左のような狭基型の巨大臍帯ヘルニアに対しては、シュスター法として知られている多段階手術が行われる。つまり、初期手術として、写真10の上段右のようにヘルニア嚢の基部に切開を加えて入り口を広げたうえで、腹直筋の縁を露出し、そこに人工布を

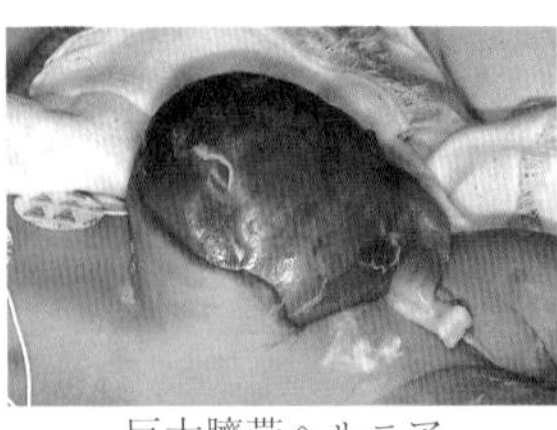
巨大臍帯ヘルニア

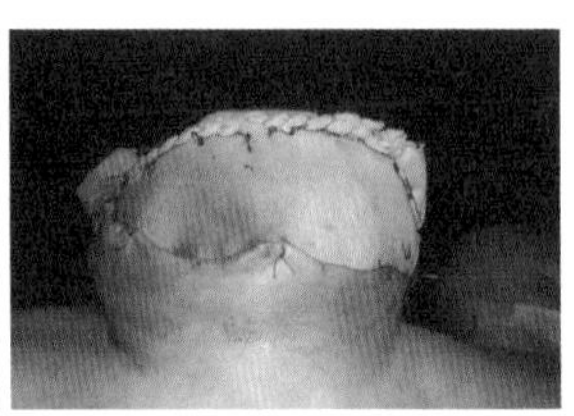
初回手術（2生日）

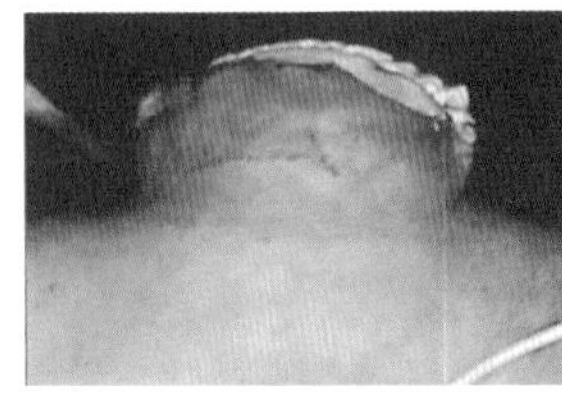
第1回縫縮（7生日）

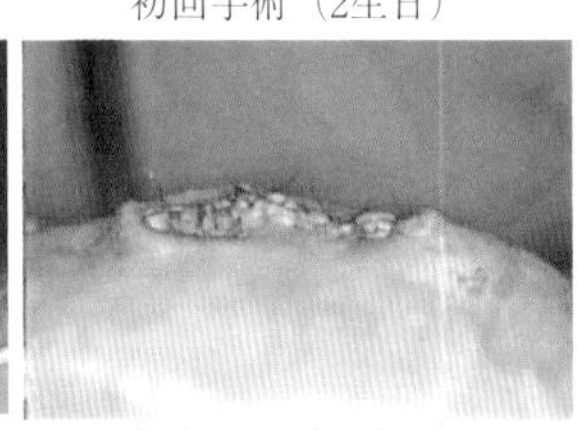
腹壁閉鎖（15生日）

写真10　シュスター法による多段階手術
人工布でヘルニア嚢を覆う初回手術（２生日）から、数回に分けて人工布を縫縮していき、15生日で腹壁が閉鎖された。

縫着して嚢全体を包みこむのである。この状態で数日を経ると、脱出臓器が少しずつ腹腔内へ戻っていくので、それにつれて人工布にゆとりができる。そこを見計らって、それを頂点から写真の経過のように縫い縮めていくのだ。そして最終的に下段の右のように腹壁を閉鎖するのである（資料４）。

この術式は、非常に挑戦的であり、また人工布への感染などの合併症も生じやすいので、すんなりと事をなしえなかったが、それでも一七例中一一例をなんとか救命できた。

赤ちゃんから教わった臍帯ヘルニアの腰椎

私は、シュスター法を経験するなかで意外な事実を学ぶことになった。それは、嚢内へ脱出した臓器の容量に比べて受け入れる腹腔のあまりの狭さから、これは簡単には納まらないだろうと思われたにもかかわらず、その後の人工布の縫縮が意外と早く進むことであった。言い換えると、腹腔容積の増大が思いのほかに早く、二週間前後のうちに大きく脱出していた臓器が腹腔に治まってしまうのだ。あんなに狭かった腹腔がどうしてこんなに早く増大するのだろうかと不思議に思えてならなかったのである。

狭く小さな腹腔を、それまで言われてきたような発生学的な未発達だけで考えるのでは、その後の急速な増大をとうてい説明できず、そこにはほかに確かな理由がありそうに思えたが、それが分からなかったのである。

ある時である。基部のくびれた大きな臍帯ヘルニアの赤ちゃんが入院してきた。ベッドに仰臥位で寝かせると反り返って泣いていた。背中に手を通すことのできるほどの反り方なのだ。どうしてこんなに反っているのか、それを不思議に思った私は、それまでにしたことのなかった腰椎のX線写真を寝かせたままで側面から撮ってみた。するとどうだろう、そこに極めて強い腰椎の前彎が写っていたのである（写真11の上段）。それを見た瞬間に、私は、ここに腹腔を狭める大きな理由があると気が付いた。つまり、腰椎が前彎する分だけ腹腔の前後長が短くなる、言い換えると浅くなるからだ。そして、シュスター法を終えた後の追跡を同じように腰椎の側面写真から行っていくと、写真11の下段のように前彎の程度が著しく改善していくこと

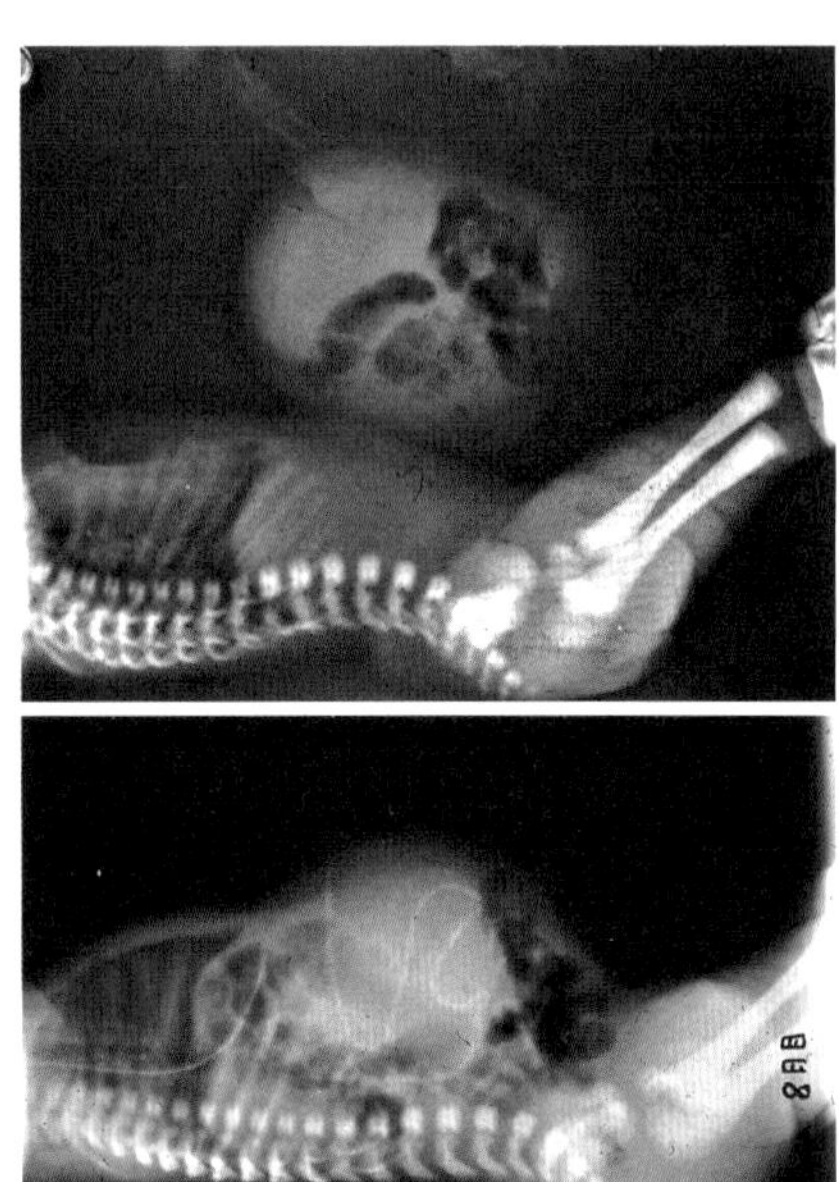

写真11
巨大型の臍帯ヘルニアの腰椎X線写真
上：入院時；腰椎に強い前彎を認める。
下：8日目；前彎は矯正されている。

も発見できたのである。つまり、浅かった腹腔が深くなる分だけ容積が増大すると理解できたのである。この事実から、腰椎の強い前彎が術前の腹腔を狭くさせ、その矯正が術後の急速な増大に関与しているのではないかと考えたのである。

そこで、それ以降に経験した症例の腰椎写真からその前彎度を検討すると、ヘルニアの大きさと腰椎の前彎度には正の相関があり、ヘルニアが大きくなればなるほど前彎の程度が強くなることを知ったのである。

これらの事実を論理的に裏付けるには、脊柱の形態が何によって維持されているのかを知らねばならない。それは周辺の筋力によって強い影響を受けているとされているが、座ったり立ったりをすることのない新生児の脊柱は腹筋と背筋のバランスのうえでほぼ真っ直ぐな形をとっているとされている。それに対して、大きな臍帯ヘルニアでは、ヘルニアの基部で左右の腹直筋が広く離開しているために腹筋の張力が低下し、それだけ傍脊柱筋を中心にした背筋力の方が勝ることになり、それが腰椎に強い前彎をもたらしているのではないかと考えた。そして、シュスター法によって腹直筋に人工布を縫着させ、その頂を閉鎖することが、腹直筋の張力を回復させることになり、それで背筋力とのバランスが整って、腰椎の前彎が矯正されていくのだろうと理解できたのである。

従って、手術に際しては、腹直筋の張力を回復させ、腰椎の前彎を矯正させる手段をとる必要があり、そのためには、人工布の頂をかなりきつく締めるように閉鎖することが重要であると思われたのである。

これは、下大静脈を圧迫させないために人工布の頂を開放にするか、緩く閉めるべきだとされたそれまでの定説に異議を唱えることになったのである（資料5）。

資料4　SR Schuster, et al: A new method for the staged repair of large omphalocele. S.G.O.1967.

資料5　M Nagaya, et al: Lordosis of lumbar vertebrae in omphalocele: An important factor in regulating abdominal cavity capacity. J Pediatr Surg. 2000.

おへそが欲しい

先天性腹壁破裂の概説

先天性腹壁破裂という先天異常がある。正確な出生率は不明である。それは、その形態の異様さから出生直後に始末されたり、最近では出生前診断で判明した時点で胎児の生が中断されたりして正確な統計がとりにくいからである。

私の経験は五九例で、新生児外科症例の約二・八％にあたった。写真12のように正常に付着した臍帯（臍の緒）の右側の腹壁に小さな裂け目があり、そこから、腸管を主体にした内臓がもろに脱出している先天異常である。脱出した腸管は子宮内で羊水に直接さらされているので、その表面に漏出した蛋白質から偽膜が形成され、厚くごわごわした、そして互いに癒合した形態を呈している。これが腸管全体の容量を増やすことになって腹腔内への還納を妨げる。また、脱出した腸管の表面から熱放散が急速に進むので、出生後極めて早期から赤ちゃんが低体温に陥り、そこから代謝性アシドーシスに傾いていく。さらに腸管表面の偽膜形成が術後の腸管運動の回復を遅らせるので、ミルクの経口摂取が遅々として進まない。これらの要因が重なって一九七〇年代までは予後不良の疾患として知られていた。

手術に際しては、腸管が脱出して空虚になっていた腹腔が委縮していることが多いので、腹壁を引き延ばして腹腔容積を拡大する操作から入っていく。そして、脱出腸管を丁寧に折りたたむように還納していくが、腸管の表面がごわごわしているので、腹腔にまんべんなく収める操作は大変難しい手技となる。そして、なんとか収めることのできた場合には、腹壁の裂け目を腹膜、筋層、皮膚の三層に分けて丁寧に縫い合わせる（一期的閉鎖）。一方、脱出腸管の容量と腹腔の容積とのバランスが取れず、一期的に収まらなかった場合には、臍帯ヘルニアと同じように人工布で仮の腹壁を作る手術が必要になる（多段階手術）。そして、二から三日ごとに人工布を縫縮して行き、最終的にそれを除去して裂け目を閉鎖する。私の五九例の経験で、一期的閉鎖の可能であった症例は四〇例で、他の一九例は多段階手術になった。

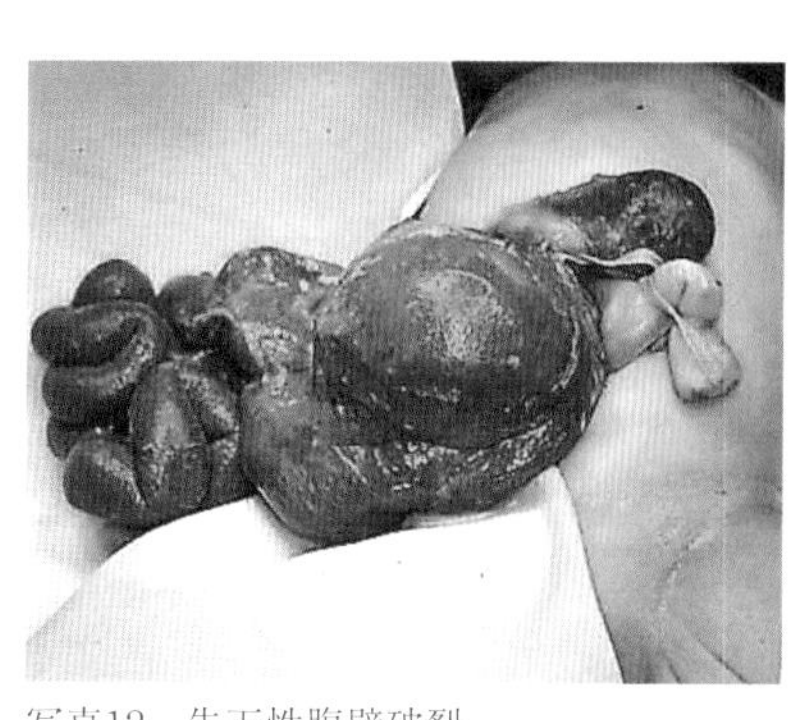

写真12　先天性腹壁破裂
正常に付着した臍の緒の右側の腹壁が裂け、そこから腸管の大部分が脱出し、表面に厚い偽膜を付けている。

一期的閉鎖にしても、多段階手術でも、腹壁の閉鎖にはかなりの緊張がかかるので、それぞれの層をきちんと合わせて縫わないと、縫い目が離開（医学的には哆開（しかい））するおそれがある。その妨げとなる臍の緒は、付け根で切除されるのが通例であった。

この疾患の術後管理に人工換気療法（IPPV with PEEP）を導入することによって、代謝性アシドーシスを補うことができた（別稿、人工換気法の応用、その２・過換気による代謝性アシドーシスの管理を参照）こと、赤ちゃんの搬送体制を整備することで低体温に陥ることを予防できた（別稿・赤ちゃんを運ぶ（新生児搬送）を参照）こと、そして、経静脈栄養法の発展から術後の栄養管理が容易になったこと、さらに臍帯ヘルニアとは異なって重度の合併奇形を伴うことが少ないことなどによって、治療成績に著しい改善を認め、一九八〇年以降では、九〇％以上の子どもたちを救命できるようになった。私の経験でも昭和五五（一九八〇）年以降の四一例では三七例（九〇・二％）を救命できている。

おへそが欲しい

この疾患は、手術に成功しさえすれば後遺症などで苦しむこともなく順調な成長を期待できる。その意味では安心して追跡できる疾患と考えてきた。

ところが、救命率が向上するのに伴って思いもしなかった課題が明らかにされてきたのである。それは、外来で追跡していくうちに、術創の安全を期して臍（へそ）の緒を切除した見返りとして

写真13のように臍のなくなったことを嘆く声が聞こえてくるようになったことである。私たち医療スタッフが出生直後から昼夜の境なく努力して助け上げたことを知っているご両親は、臍のないことを嘆く子どもを、ある時はなだめ、またある時は戒めながら過ごしてきたのであろうけれど、成長とともにそのことが劣等感につながっていることに気づくと、私に遠慮しながら子どもの悩みを訴えるようになったのである。そういう家族を重ねて知るようになった私は、これは何とかしないといけないと考えるようになった。昭和六〇（一九八五）年ごろのことである。そこで、数例の子どもたちに、つるつるになった腹壁に皮膚を形成して新たな臍を作る試みをしてみたが、いずれも数年で元の形に戻ってしまい、本来の臍の緒からできる臍には到底及ばなかったのである。

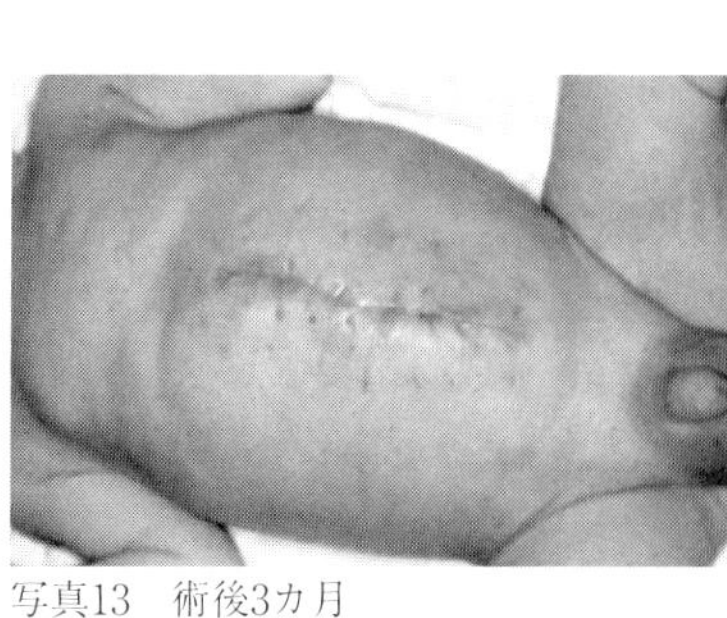
写真13　術後3カ月
臍が失われている。

そうならば初期手術で臍の緒を何とか残せないものかと考えるようになった。つまり、腹壁の閉鎖に際して、臍の緒の基部の右側半周だけを切開し、後方の切はしを腹膜として使えば、腹膜の連続性を保って縫い合わせることができるのではないかと、そしてその後の筋層をできるだけ寄せて縫い、皮膚縫合で、臍の緒の切開部の前方の切りはしを裂け目の皮膚と縫合すれば

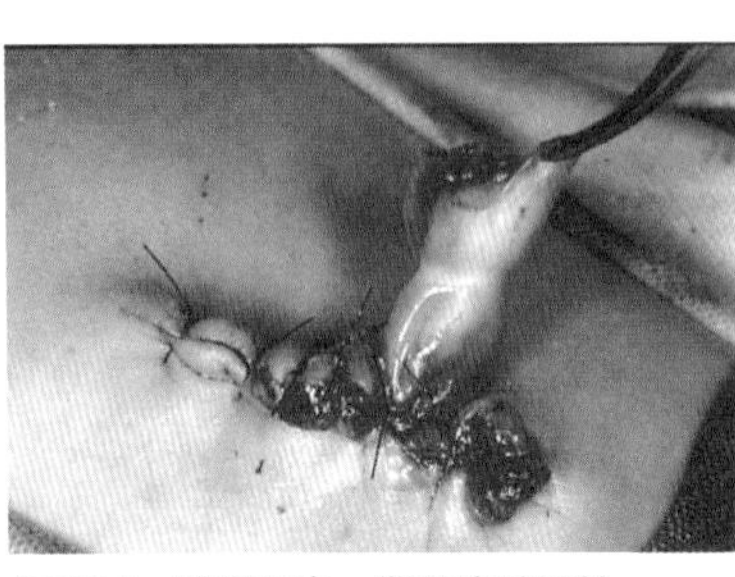

写真14　臍帯温存一期的腹壁閉鎖
腹壁の一期的閉鎖に際して臍帯が温存されている

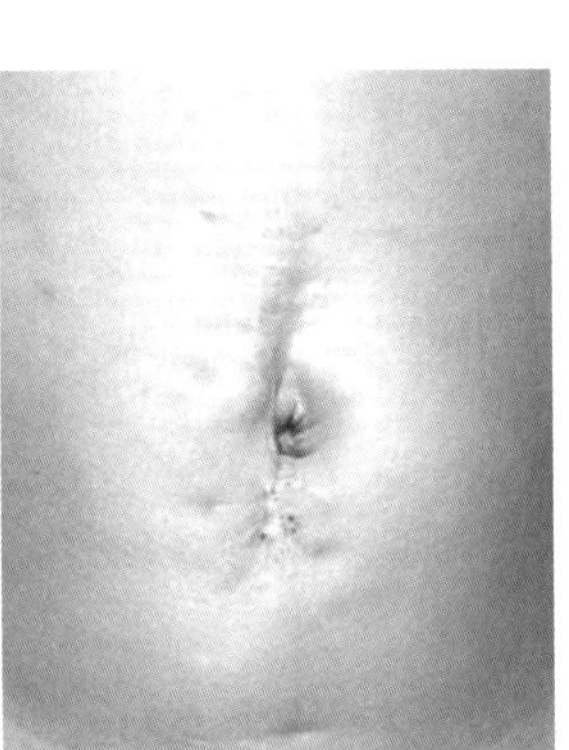

写真15　３年後の臍部
やや小さいが臍窩のある臍になった。

目的がかなえられるのではないかと考えた。写真14は、平成二（一九八九）年にこの術式を初めて行った時の手術直後の状況であるが、腹壁の一期的閉鎖に際して、臍の緒が温存されている。写真15は術後三年での臍の状況である。やや小さいが、深い臍窩のある臍を残すことができた。

手術後に案ぜられた事は、半周切開された臍の緒が順調に収斂してくれるかどうかということと、感染を含めて術創の安全が保たれるかどうかであった。その後にこの術式を一三例に用いたが、私の心配は杞憂に終わり、いずれともが目的をかなえることができたのである（資料６）。

資料６　M Nagaya, et al: Preservation of the umbilical cord at the primary fascial closure in infants with gastroschisis. J Pediatr Surg, 1993.

悲しい仕返し

「看護は看護師の手で」をスローガンに「完全看護制度」が始められたのが昭和二五（一九五〇）年である。つまり、それまでは家族や家政婦によってなされていた入院患者の世話を、看護職員が行うように改められたのである。それから数年を経て、「完全看護」という呼称が「基準看護」に改められた。一九五八年のことである。それ以降日本においては、年齢のいかんにかかわらず、この制度が看護体制の基本として定着している。

私が一九六〇年代に勤務した国立病院では、成人病棟こそは基準看護の体制であったが、小児病棟は親の付き添いが認められていた。だから、一九七〇年から勤務した愛知県心身障害者コロニー中央病院が新生児センターのみならず全ての小児病棟でこの体制、つまり子どもが親から離れてひとりで入院するという仕組みになっていることに驚くとともに、大きな違和感をもった。そこで幾度となく看護部長と掛け合い、親の付き添いを認めるように論戦を張ってみたが、そのつど老練な話術でかわされてしまったのである。

先天異常の外科では、か弱い赤ちゃんに過大な負担にならないように、全ての手術を一期に済ませるのではなく、長期に入院させて多段階に分けて進めることがある。また、手術が終わった後も自力で生活できず、人工換気療法や経静脈栄養法などの高度の医療でおびただしく長い期間を支援しなければならないこともある。この年余におよぶ入院期間をひとりで過ごすという特異な状況は、子どもたちの成育に見逃すことのできない歪（ひずみ）を生むことになった。

この特異な状況を考察するにあたっては、それがいつから始まったのかによってとらえ方が基本的に異なってくる。つまり、ある年齢までを親のもとで過ごし、親子の絆のでき上ったあとから長期にひとりで入院する場合には、寂しい思いこそはすれ、それで親子の絆までを失うまでには至らない。それに対して、生まれた直後でまだ臍の緒が乾いていないうちから母に抱かれることもなく入院し、そのままひとりで長期に過ごさねばならない場合には、母子関係の構築という大切な営みが欠落することになり、そこをなおざりにすると、医療から離れたところで悲しい仕返しを受けることになる。

出生直後から長期に入院した症例

今仮に、生まれた直後に入院し、それから一年以上を病院で過ごした症例を長期入院例として引き出してみると、私が活動した約三〇年間で表１に示した四八例がそれに相当した。その内訳は、横隔膜ヘルニア術後が一〇例で、いずれも肺の低形成から慢性肺疾患（CLD）に陥り、長期にわたる呼吸管理が必要になった子どもたちであった。そして、腸閉鎖症から極端な短小腸に陥った一〇例と全結腸を越えて小腸におよぶ長い範囲のヒルシュスプルング病の一一例は長期に経静脈栄養法が必要であった。さらに、食道閉鎖症が一二例で、うち六例が上下の食道の大きく離れたA型で、いずれもブジーによる延長に時間を要した症例である。他の六例はC型で、重度の合併奇形や術後の合併症の管理に難渋した子どもたちであった。そして、CIIPS（慢性特発性偽性腸閉塞症）の二例は栄養管理に手間取った症例である。その他の三例は種々の理由から長期の入院になった。入院期間は一年一カ月から二五年まであり、平均で三年六カ月であった。

表1　出生直後から1年以上を入院した症例（1970-2003年）

病名	数	理由
横隔膜ヘルニア	10	肺低形成から慢性肺疾患
腸閉鎖症	10	極端な短小腸
ヒルシュスプルング病	11	全結腸型で短小腸
A型食道閉鎖症	6	ハワード法を採用した
C型食道閉鎖症	6	合併症への対応
CIIPS	2	腸管機能不全
その他	3	下痢、臍帯ヘルニアなど
計	48	

これらの子どもたちには、現在でこそ医療とともに親との対応を含めた療育が必要であると理解されているが、当時の私たちの病院では、スタッフの平均年齢も若く、そのうえ医療の充実こそが最優先にされて、子どもの成長に合

わせた療育は、ともするとなおざりにされていた。私自身も若く、自分の技を磨くのに精いっぱいでその方面を顧みる余裕はなかった。そういった中でいくつかの苦い経験をすることになった（資料7）。

ゆう君の病気

ゆう君は病院が開設されて六年が経った一九七六年の症例である。出生直後から泡を含んだ唾液を吐くということで入院してきた。諸検査の結果、鼻から挿入されたカテーテルが写真16のように上部食道でつかえてUターンしている所見がとらえられ、そこから食道閉鎖症の診断が下された。そして、腹部にガス像を認めないことから、図1のような下部食道が気管と交通しないA型と診断された（別稿・人工換気法の応用、その一・食道吻合部の安静の確保を参照）。食道閉鎖症の手術は、離れている上下の食道を吻合することであるが、上下の食道ともにどこともつながっていないA型となると、とくに下部食道

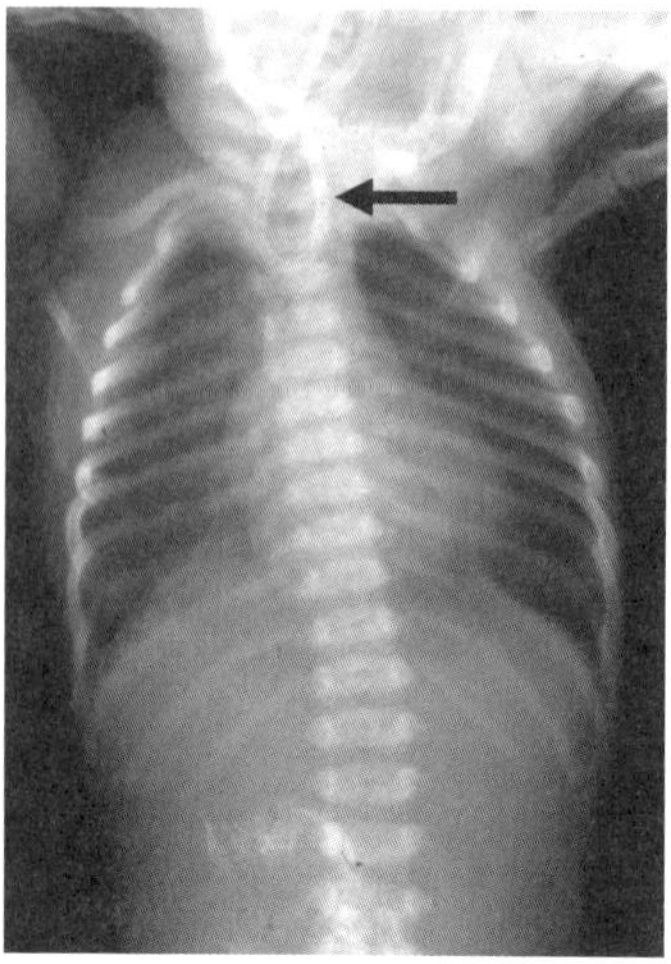

写真16　A型食道閉鎖症
カテーテルが上部食道でつかえてUターンし（矢印）、腹部にガス像を認めない。

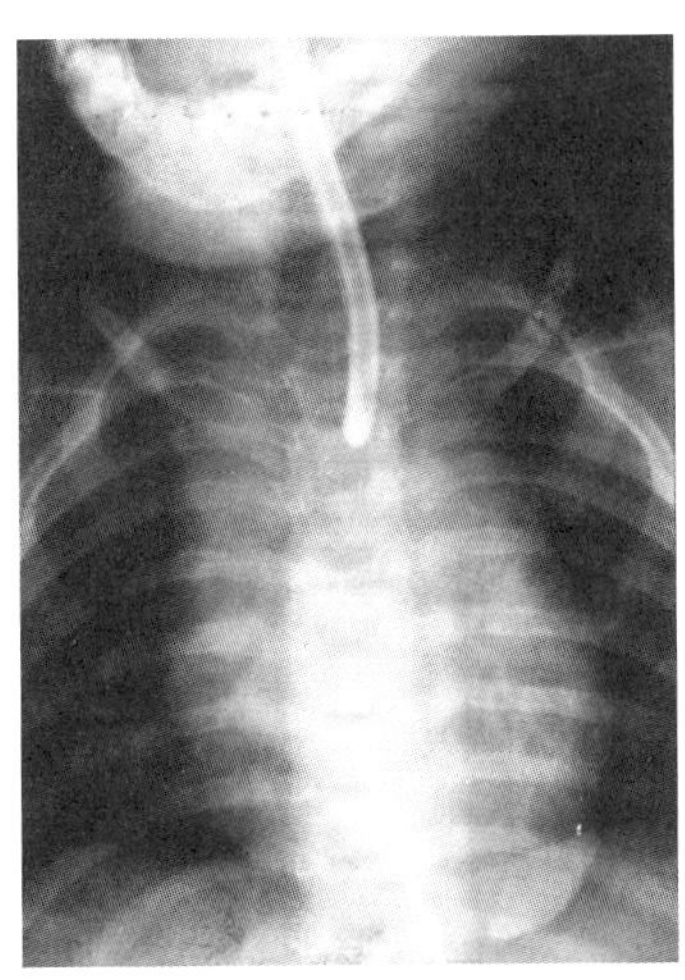

写真17　上下の食道の同定
５椎体の距離があった。

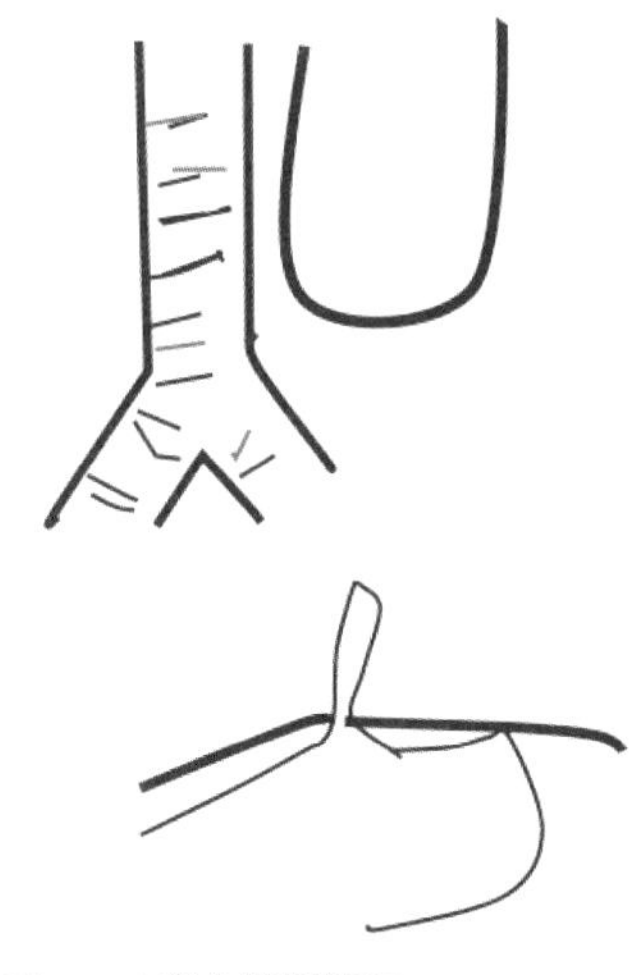

図１　Ａ型食道閉鎖症
上下の食道はどことも交通していない。

がどこにあるのかを知ることができないので、それを気管と繋がっていることから推定できるＣ型とは異なって、おいそれとは手術に行けない。したがって、初期手術として、胃瘻が造設され、そこから逆行性に下部食道の位置が確かめられる。写真17はこうして確かめられたゆう君の上下の食道の位置であるが、両者は五椎体も離れていた。

このように上下食道が大きく離れたＡ型に対しては、いきなり吻合できないことは明らかである。だから、種々の方法で食道の連続性を得ようとされるが、私は上下の食道を根気よくつつくように延長させる手段を選択した。そして、上下が接近できたところで吻合する計画を立て、この間の

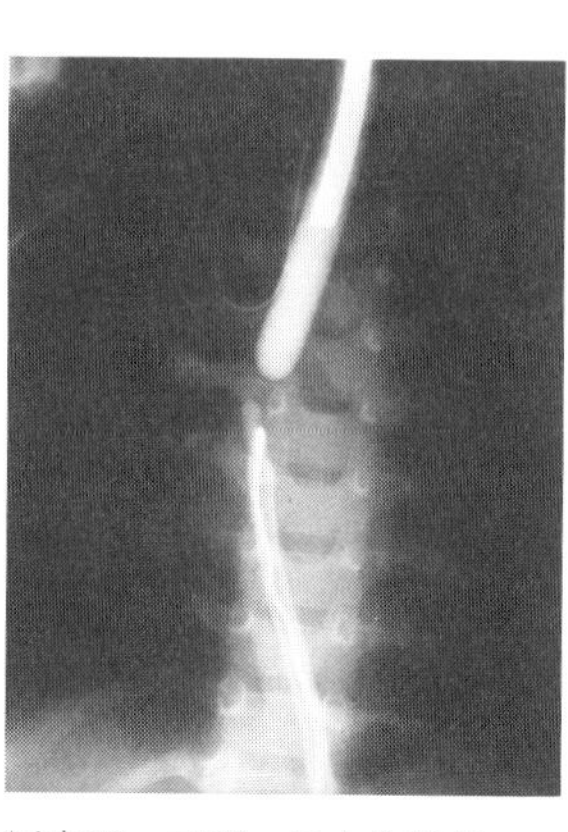

写真18　ブジーによる延長
上下の距離が1椎体にまで短縮された。

栄養は胃瘻から栄養剤を注入してまかなうことにした。この時点で私はご両親に長期の入院になりますと告げた。

約一年六カ月をかけて、粘り強く延長術を重ねた結果、写真18のように上下の食道を一椎体にまで接近させることができた。そして、一歳一一カ月で上下の食道を繋ぐ手術を行った。術後に認められた吻合部の狭窄に対してブジーによる拡張術を繰り返し、二歳三カ月になってようやく退院させることができた。

お母さんにはものがつかえないように刻んだ食事を与えるように指導した。ゆう君は両親と双子の兄さんに連れられてスキップをしながら帰って行った。

悲しい仕返し

外来での追跡は月に一回のペースでなされ、ゆう君の成長を見守った。そして、半年ほどが経った頃から、お母さんの態度がどことなくぎこちなくなり、私にも、ゆう君にもどこか他人行儀に変わっていることに気がついた。そこである時、「どうされたんですか」と問いかけてみると、お母さんはそれに誘われるように心の内を吐き出してくれた。

「先生方が一生懸命頑張ってくださって今のゆう君のあることは十分に分かっています。そして、退院できて親子四人の生活になったことを喜ばないといけないことも分かっています。でも、私の心がその考えについていけないのです。ゆう君をどうしても受け入れられない自分がいるのです。退院した初めの頃にはなかった感情なのです。近ごろでは、ゆう君をわが子と思えなくなってきたのです。ゆう君には悪いんですが、ゆう君も私に冷たく、他人行儀で少しも甘えてくれないのです。兄の態度と比べるとそのことははっきりと分かるのです。そう感じると私の心は余計に離れていくのです。それは入院中から感じてきたことなのです。お見舞いに行ったときに、たまたま兄さんといさかいを起こして泣かされたことがありました。すると、ゆう君は私のところへは来ずに近くにいた看護婦さんに助けを求めたのです。その時は、いつも一緒にいられないのだから仕方ないなと思いましたが、今になっても同じで、いつまでたっても私のところへ帰ってきてくれないのです。だから最近ではゆう君の特別食を作るのがとても億劫になってきたのです」と傍目も気にせずに大粒の涙を流し続けて心の内を率直に吐露されたのである。

私は、出生直後から母子が分離した状況で長期に入院させてきたことに対する親子の赤裸々な仕返しを聞いて大きな衝撃を受け、同時に、これは、養育拒否と言われる虐待の入り口にあると感じた。そして、早く対策を立てないと取り返しのつかないことになると怖れたのである。

ゆう君親子から教わる

こういった事例を他にも経験した私は、母と子の関係について整理し直してみた。

それまでの私は、母が子を思ういわゆる母性愛は、母が子を孕み、長い妊娠期間を耐え、その上に苦しい分娩作業を重ねた対価として芽生えるもので、どの母にも共通して生じる心情としてとらえてきた。しかし、母子関係の真の構築は、そういったことからではなく、実はその後の生活の中でより強く育まれて行くのではないかと気がついたのである。

ある動物園のパンダの飼育係の話では、小さく生まれたがために赤ちゃんを親から取り上げて保育器内で育て、数カ月を経て親の檻へ返してみると、意に反して親は子に見向きもせず、それればかりか侵入者ととらえて踏みつけてしまったという。そこから反省をして、その後は、どんなに小さな子どもでも一日に一回は保育器から檻に戻して親に抱かせるようにしているという。おそらく互いの臭いを忘れさせないようにすることがその後の受け入れをスムースにさせていくのだろうと結ばれた。私はこのドキュメンタリーを観て、これは非常に大切なことを言い当てていると感動し、同時に、私たちにも同じことが言えるのではないかと身につまされたのである。

つまり、母が子を思う気持ちは、妊娠や分娩作業の対価からだけではなく、それよりもその後で、乳を含ませ、オムツを替え、風呂に入れ、添い寝をするという日々の生活を繰り返す中で育っていくものであり、同時に、母を他に代えられない味方と慕う子の気持ちは、母の懐（ふところ）で乳房をまさぐり、温い肌に触れ、甘い体臭を嗅ぎながら眠る中で育まれていくものではないかと考え直したのである。そして、出生直後から母に抱かれることなく子がひとり離された環境に長く置かれると、母子関係の構築に連なる大切な時期を母は子を、子は母を知らないまま空白に過ごすことになり、そのあとで突然のように同居したとしても、それによってただちに母子関係が出来上がるはずはなく、互いが他人行儀になるのはむしろ当然であろうと考え直したのである。

ゆう君の両親には、「長い入院生活で母子関係の育ち方が歪んでいたから、今はお互いが他人のように思えても止むを得ないのだよ。ゆう君が悪いわけでもないし、お母さんが冷たいことでもないよ。だから、今はぎこちなくぎすぎすした気持ちになることもあろうけれど、やがて家族としての絆が育ち、いつしか溶け合う時が来るよ。それを信じて今の生活を辛抱強く続けてほしい」と説き続けた。

ご両親には感情を抑える理性があった。だから他人行儀に思えるゆう君の反応を懸命にこらえて、時の熟すのを待ってくださった。そして、数年をしてようやく本来の母子関係が構築されたのである。

こういった確かな理念を構築できた私は、病院の看護体制の在り方について積極的に取り組み、やがてこれを付き添いのできる体制へ再編させた。一方で、長期入院を避けるために種々の在宅医療にも取り組んで、早期に自宅へ帰す努力を始めたのである。

資料７　長屋昌宏：母子分離、小児外科ＱＯＬ研究会―25年のあゆみ、二〇一五年．

エクモ行脚

私には留学歴というものがない。若いころは、外科医は技で勝負するのだから留学なぞは必要ないと思っていた。しかし、専門分野に入ってから、やはり先進国の医学を見てみたいと思うようになり、種々手を尽くしてその道を探ってみたが、いわゆる「伝手（つて）」というものがなかった私にはそこを手繰り寄せるまでに至らなかった。それに若くして小さいながらも外科部長に就いたこともあってついにその機会を逃してしまった。

そんなわけで私が初めて外国へ行ったのは、一九七五年に名古屋市大の小川次郎教授が主宰された「米国新生児医療視察団」に同行させてもらった時である。三七歳であった。このツアーは二週間で八か所の新生児センターを回るというタフな内容であったが、私には見るものすべてが新鮮で一種のカルチャーショックになり、この旅がやがて新生児外科に取りつかれて行くきっかけになった。とくに人工換気を新生児に施す医療が画期的な成果を上げていることを知り、それ以降、私の興味は新生児の呼吸循環管理に傾いていった。

ちょうどそのころから、新生児外科疾患としての横隔膜ヘルニアの管理法が話題になり始めており、世界の小児外科医がこぞって新しい治療手段を報告していた。私もその端くれとして種々の検討を加えていったが、一九八六年三月に経験した一例にエクモ（ＥＣＭＯ）を行い、偶然にもそれが日本での新生児エクモの最初の救命例になった（別稿・初めてのエクモ（ＥＣＭＯ）を参照）。

そのご褒美のような形で愛知県から海外出張の許可が下りたので、私はその年の七月に英国の学会に出席した後、米国にわたり、エクモの活動の盛んな四カ所の施設を約四週間でまわる計画を立てた。これが二回目の海外になったが、今回は一人旅であり、英会話のできない私を心細がる家族を説得して旅立った。すでに四八歳になっていた。

あこがれのリバプール

ロンドン・ヒースロー空港に無事到着すると、その足で知り合いの若い研究者のいるリバプール市を訪ねた。ここは私がかねて留学したいと思っていた小児病院のある町である。しかし、「売り出し中」の紙が張られた家屋がやたらと目立つ街並みや、犬の糞で汚れた歩道を目の当たりにして、私の膨らんでいた気持ちは大きく萎んでしまった。つまりここは斜陽の町の様子なのだ。見学した赤レンガ造りの小児病院（写真19）も町の影響をもろにかぶっているらしく、患者数は少なくなり、活気も薄れているようであった。この歴史ある病院でもエクモの臨床はまだ始まっていなかった。

暗い思いを引きずったままバーミンガム市での英国小児外科学会に出席した。明るいビルが立ち並ぶきれいな町で世界の小児外科医と接しながら数日を過ごすうちに私の塞いでいた気持ちもすこしずつほぐれていった。ここで、日本から参加されていた東北大学の葛西森夫教授とご一緒でき、彼からエクモの成功をお褒めいただけたことがとてもうれしく勇気づけられた。それは小児外科領域で彼こそが真の研究者として私が尊敬してきた先人であるからである。

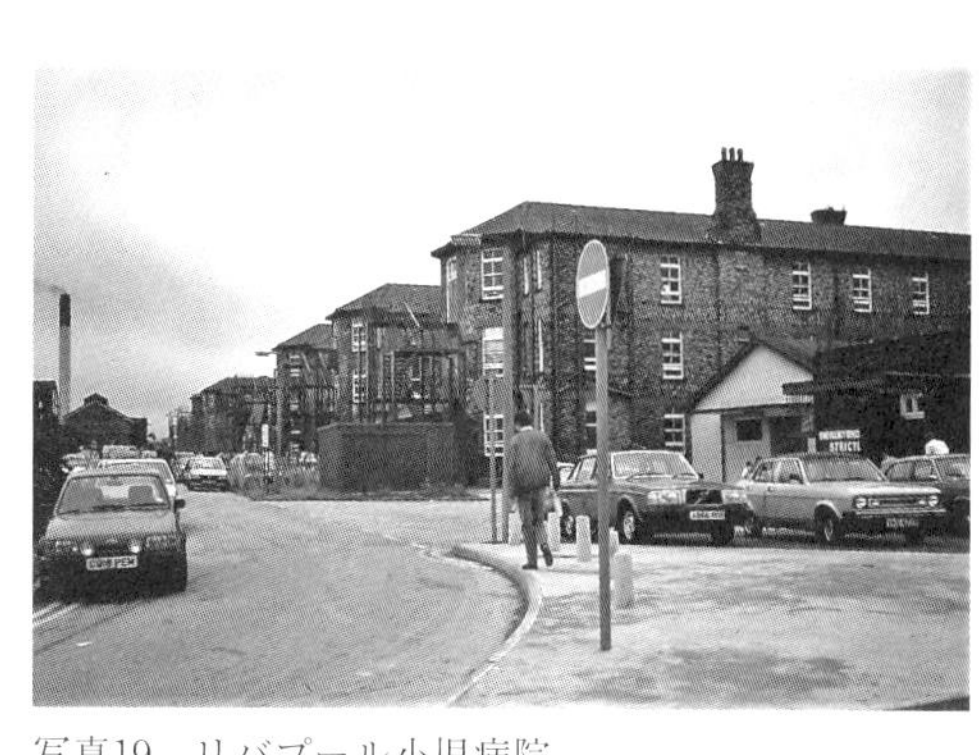

写真19　リバプール小児病院

灼熱のバージニア・リッチモンド

数日をそこで過ごした後、エクモへの期待に胸ふくらませて大西洋を渡り、フィラデルフィア空港から米国に入国した。そこから国内線に乗り継いで、最初の訪問地であるバージニア、リッチモンドへと向かった。

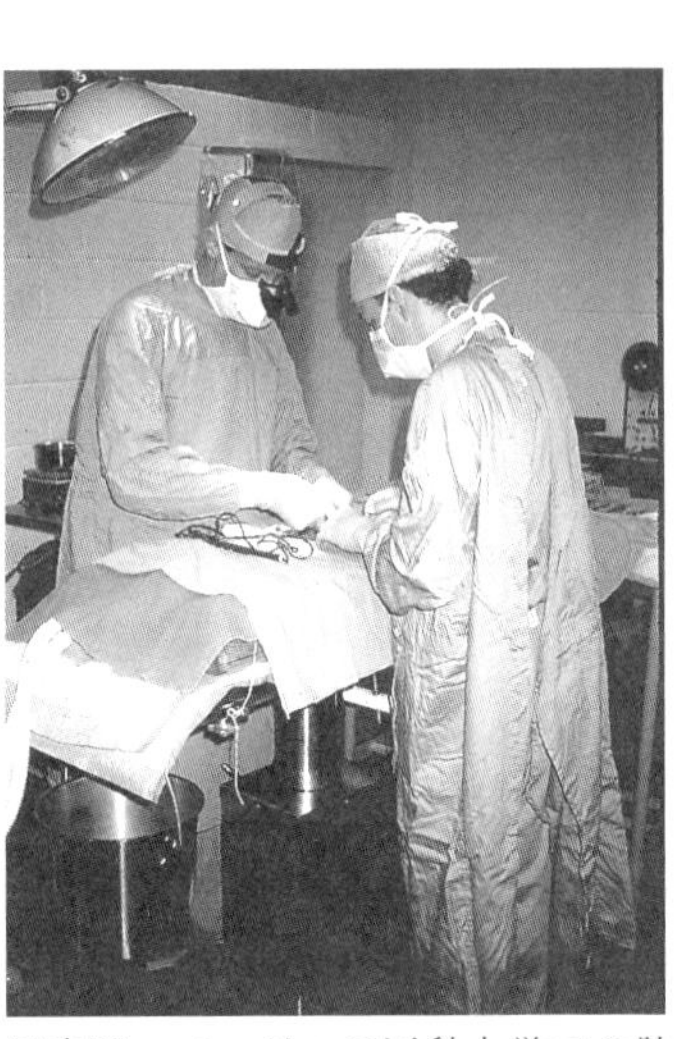

写真20　バージニア医科大学での胎仔手術

肌を刺すような灼熱の空港でバージニア医科大学のクルメル先生（現・スタンフォード大学教授）の出迎えを受けた。かわいらしい娘を連れてきていた。彼の車に乗せてもらって宿泊するホテルへ向かう途中である。後部座席から女の子の声がしきりに聞こえてくるのだが、何を言っているのかさっぱり解らず、おそらくお父さんに話しかけているのだろうと思っていた。しかし、お父さんは何も答えないのだ。女の子はついに泣きだしそうな声になった。しばらくして、どうやらそれは私に話しかけているようで、しかも「my rabbit, my rabbit」と連呼していることに気が付いた。後ろを振り向くと、女の子が私の方をじっと見つめて目で訴えていた。私がウサギのぬいぐるみを尻に敷いていたのである。緑に囲まれたリッチモンドで家族ぐるみの温かいもてなしをうけたが、バージニア大学ではエクモの機会に恵まれなかった。やむをえず、クルメル先生のエクモへの取り組みをうかがったり、彼が行う胎仔手術（写真20）を手伝ったりして過ごした後、次の訪問地のピッツバークへ移った。

初めてのエクモの見学・ピッツバーグ

その当時、ピッツバーク大学がスターツル教授の指導で肝臓移植の先進医療を進めていたこともあって、ここには多くの日本人が勤務したり、留学したりしていた。その数の多さは、まるで日本にいると錯覚するほどであった。

リッチモンドでは機会のなかったエクモの現場にここで初めて出くわした。夜でもいいから起こしてくれと頼んでおいたところ、午前二時に連絡があって日系二世のナカヤマ先生のマークⅡに乗せられていった。黒山の人に囲まれてエクモが始まろうとしていた。ところがその前段階のカテーテルの挿入がうまくいかないようなのだ。大きな男が寄って、たかって小さな赤ちゃんの血管を操作していたが、あまりに長くかかるので代わってやりたいと思うほどであった。その間にエクモ機器を見て回ったが、目新しいものはなにもなく、運転係りとして待機していたレジデントとウインクをしながら長引く不手際を咎め合っていた。結局、四時半ごろに

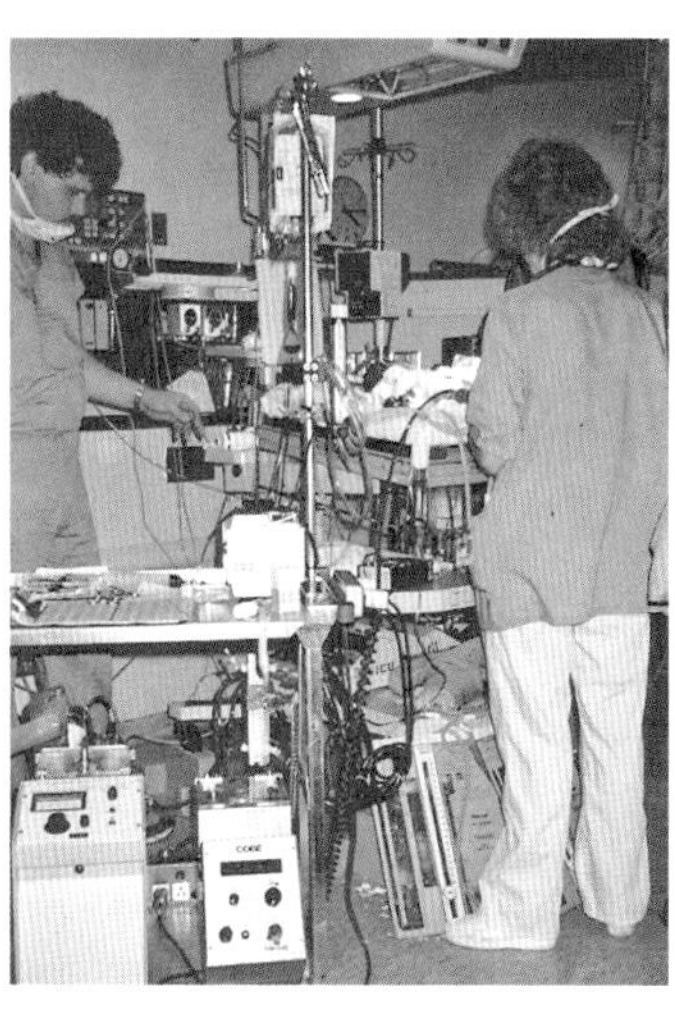

写真21　初めてのエクモの見学

なって写真21のようにエクモが始まったが、おそらくうまくはいくまいと思いながら早々にホテルへ引き上げた。

あくる日に、大学の小児外科グループの集まりに招かれた。そこには、エクモの文献に出てくる多くの小児外科医がおり、彼らと話しあえたことがとても嬉しかった。おそらく共通した話題であったから私の無茶苦茶な英語でも通じ合えたのだろう。

恐ろしかったデトロイト

日本にいるようなピッツバークでの数日を経て、次の訪問地のデトロイトへ移った。五大湖のほとりにある大きなメトロポリタン空港に到着して、それまでの家族的な雰囲気や日本にいるような錯覚とは異なったものを感じながらタクシーに乗った。空港からの道はすぐにＹ字路になってルート94に突き当たり、そこを右折して三五キロメートルほどを走ると、近代的なビルが立ち並ぶデトロイト市街に入った。ここは自動車産業のフォードで一躍発展した工業都市であるが、今はやや斜陽と聞いてきた。やはり、黒人が多く、町も汚れていてなんとなくうす気味悪い。嫌な予感を感じながら立派なホテルにチェックインした。

はたせるかな、あくる朝、デトロイト小児病院を訪ねるためにホテルの近くで流しのタクシーを拾った時である。そもそもフロントで呼んでもらわずに流しを拾ったことが間違っていたのだが、乗り込んだタクシーの運転手は行き先を小児病院と言ったにもかかわらず、そこが分からないふりをして、市内を徘徊し始めたのだ。明らかに同じ場所を回っており、そのうちに道端でたむろしていた仲間と思しき男に何やら話しかけ、私を窺うようなそぶりを示し始めた。私は何を言っているのか分からなかったがとっさに危険を感じた。そして、これもとっさに、「私は日本から来た外科医です。私は一〇時から小児病院で赤ちゃんの手術を行わねばならないのです。だから早く病院につけてください」と身を乗り出すように若干の怒気を込めて出まかせの英語ではっきりと言った。運転手は一瞬ひるんだように、「Are you doctor?」と振り返った。私は「Yes」と毅然と答えて目をそらさなかった。気後れた運転手は、大急ぎで車を小児病院（写真22）の玄関に横づけしてくれた。

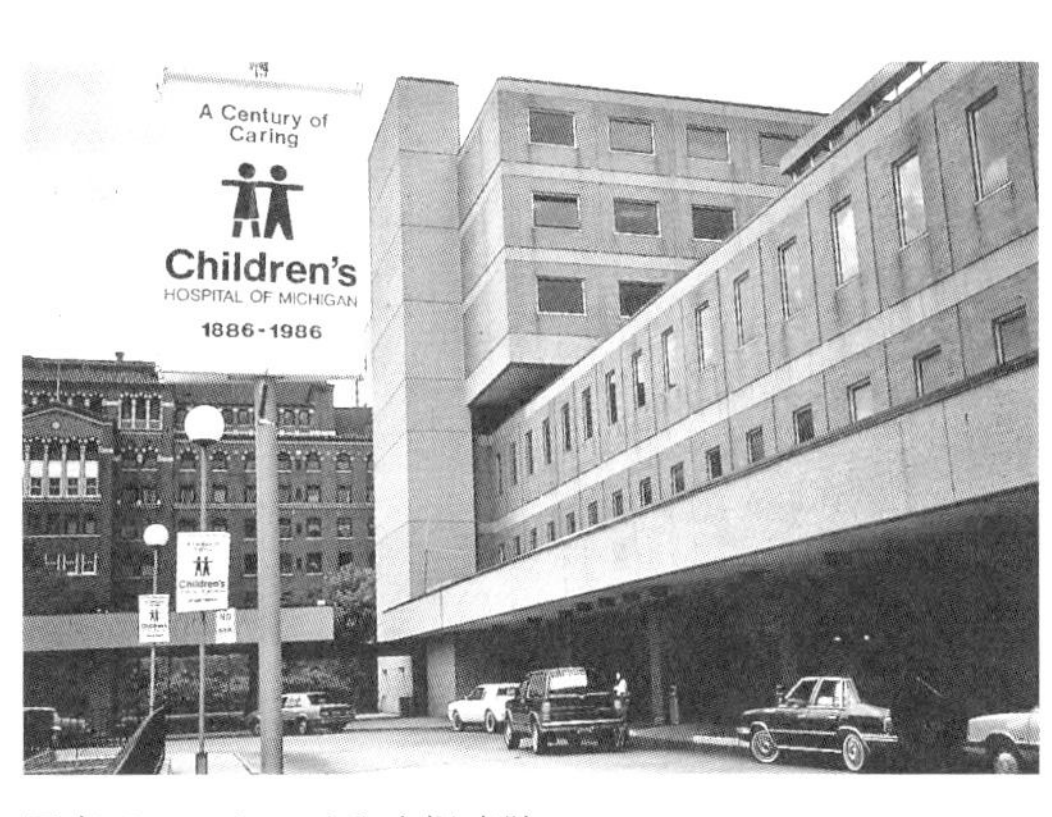

写真22　デトロイト小児病院

病院に着いてからそこの外科医にそのことを話すと、それは非常に危なかった、よく抜け切れたねと言われ、ホテルまで迎えに行かなかったことを詫びてもくれた。斜陽の工業都市の荒んだ一面を図らずも知ることになったが、一方で、私にとっては窮地に陥った時のくそ度胸と言おうか、いざとなればこれくらいの英会話はできると大いに勇気づけられた。

スタッフから昨日までエクモを運転していたが、今は終わったところで誰もいないよと言われた。ついていないないと思いながらエクモのテクニシャンと意見交換をしているうちに私は訪問地の選択で大きな誤りをしたことに気が付いた。文献でミシガン大学のバートレット先生がエクモのパイオニアであることを知っていたが、ここの小児病院の先生方と連名で発表されていることが多いことから、両方の施設は相通じていると錯覚し、おそらくここでお会いできると思っていたのだ。しかし、バートレット先生は、ここから八〇キロメートルくらい離れたアナーバー市のミシガン大学におられるという。迂闊にもそこを訪ねる予定を組んでいなかったのだ。テクニシャンからそれはまずかったねと言われ余計に悔しさがこみ上げてきた。

思い出しても身震いするほどの後味の悪い気持ちを引きずったまま次の訪問地のニューオリンズへ逃げ出すように出発した。

陽気な街ニューオリンズ

北米大陸を縦断し、約五時間をかけてニューオリンズに到着した。あくる朝、最後の訪問地であるオックスナー病院を訪ねた。新しい建物の五百床くらいの一般病院だ。ここの外科チー

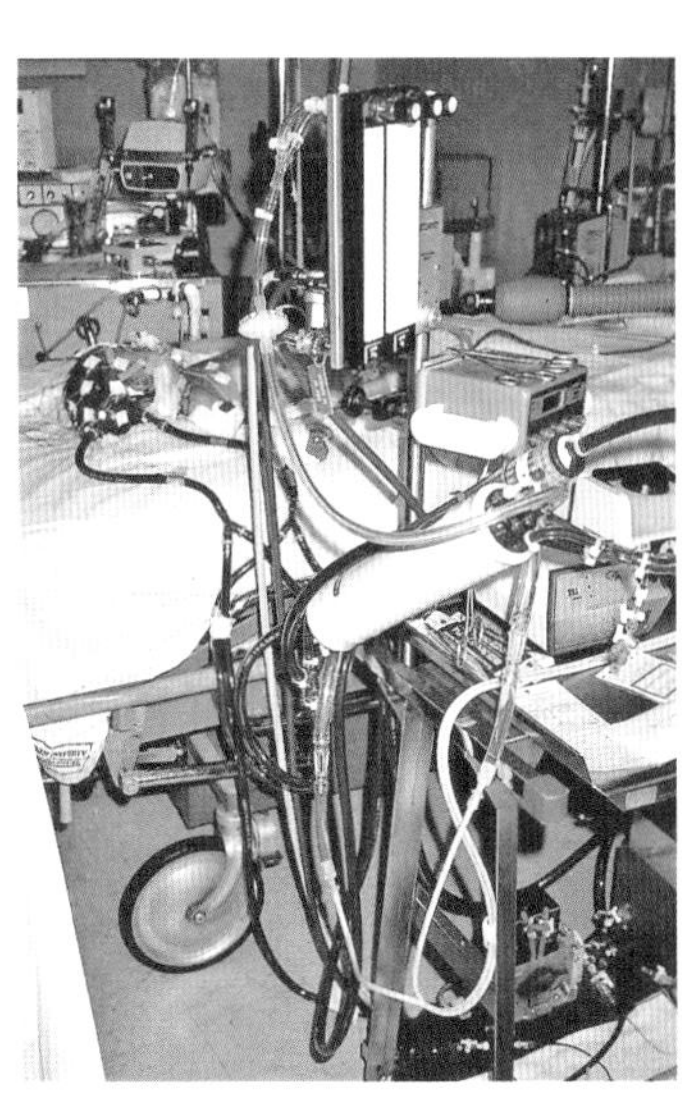
写真23　ニューオリンズでのエクモ

ムの主任であるアレンズマン先生は小男でラテン系の感じの明るい人だった。奥さんがフィリピン人で日本へ何度も行ったことがあると言っていた。彼の一通りの説明を受けた後でレジデントに病室を案内してもらった。そして、ここでエクモ（写真23）を見学できた。横隔膜ヘルニアの赤ちゃんだった。ピッツバークと同じ方式であったが、小児外科医が統括し、若い先生が盛んに働いていた。エクモ機器も充実しており、帰ったら早速取り入れたいものもたくさんあった。

夕方、アレンズマン先生から明日は休日だけど忙しいのでお付き合いできないが一人で遊びなさいと言われた。

朝からうだるように暑い。遅い朝食をとった後、ミシシッピーの川下りに行くことにした。五時間も川を遡上していく旅だ。船首近くに席をとってコーラを飲みながら川辺の風景を眺めていた。川はとにかく広く、川幅いっぱいに水を満たしていた。川岸には別荘風の家屋が点在していた。暑い暑いと思いつつ変わらない風景にしまいには退屈になり、いつしか今回の旅の総括をしていた。

一九八六年というと米国でも新生児エクモが始まって間もなくであり、各施設が試行錯誤をしていた頃である。その中へ見知らぬ日本人が何の紹介状もなく訪ねていったにもかかわらず、各地でそれなりに受け入れてもらえたのは、やはりエクモという共通した関心事があったからであろう。帰りの飛行機の中で、そのことに満足し、エクモを私のライフワークのひとつにしようと決心したのである。

学園都市アナーバー

この旅行から三年がたった一九八九年に、ミシガン大学のバートレット教授からエクモの国際学会（ＥＬＳＯ）を立ち上げるから出ておいでという連絡を受けた。私は自分の機器を供覧できる絶好の機会と考えて出かけることにした。前回の視察の時には、デトロイト小児病院とミシガン大学が同じミシガン州にあることから同一機関であろうととらえて小児病院の方へ行ったのだが、実はそれが大間違いで、エクモのメッカはミシガン大学にあり、そこのバートレット教授こそが新生児エクモのパイオニアであったのだ。何とも迂闊であったと悔やみ、いつかミシガン大学を訪ねたいと思っていたので、今回のお誘いはまさに渡りに船であった。

送られてきたパンフレットによると、ミシガン大学はアナーバーという町にあり、デトロイトへ行った時と同じ空港を利用するよう記されていた。成田空港でマニラから飛んできたノースウエスト機を捕まえ、秋まっさかりのメトロポリタン空港にノンストップで到着した。今回はあえてタクシーを避け、コミューターバスという小さな巡回バスを利用した。行き先をミシガン大学病院内の宿泊所と告げると、ほかの数人の客も乗せて小さなボンゴが出発した。

空港からの道を行くとY字路でルート94に突き当たったが、前回と違って今回は左（南）へカーブを切った。そして、同じ三五キロメートルほどを進むとミシガン大学の構内（写真24）に入っていった。

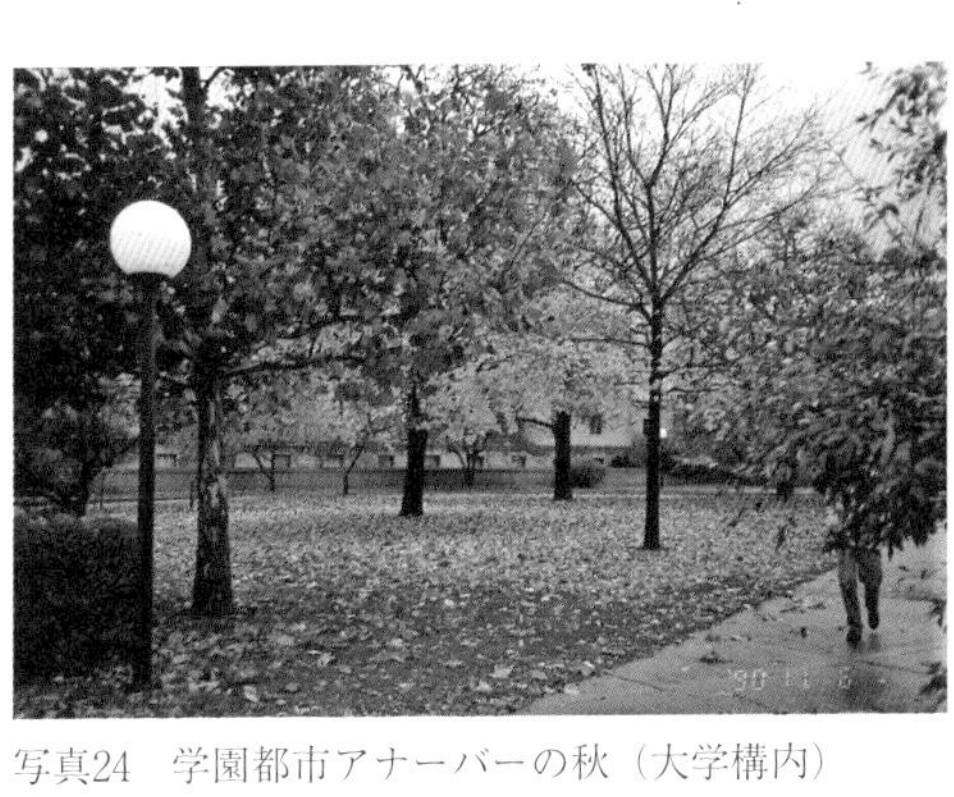

写真24　学園都市アナーバーの秋（大学構内）

デトロイト市街で経験したタクシーでの出来事がトラウマになって怯えさせ、私は異常に敏感になっていたが、あに図らんやアナーバー市はまことに穏やかな町であった。デトロイトとはあまりに違う状況にまるで別世界に来たように感じられるほどであった。私はその後にこの町を幾度も訪ねたが、その都度、ここは、生き生きと快活で萌え立つ春の芽吹きを感じさせる学生に囲まれた町であり、夜の独り歩きも何の心配もなく極めて安全なところという印象をもったのである。

あとで調べてみると、アナーバー市は米国有数の大学を抱えた文化都市であった。そして、町の人口構成は白人が七〇％に対して、デトロイトでは八〇％を占めた黒人は一〇％以下と少なく、それにアジア系が一二％などであった。また、住人の年齢構成は、二四歳以下の若い世代が四四％と多く、六五歳以上の老人はわずかに八％に過ぎなかった。まさに学生を中心にした希望にあふれる若人の町であることを裏付けていた。

この何の心配もいらない安全なアナーバー市が荒んで危険なデオロイト市からわずか六四キロメートルに位置していること自体に驚ろかされた。六四キロというのは新幹線で二〇分ほどの名古屋から豊橋までの距離にあたり、実際に、二つの町へは同じ空港を使って出入りし、途中のY字路で同じ道路を左右（南北）に分かれてわずかに進むだけなのだ。このいわば隣合わせともいえる立ち位置にあるにもかかわらず、両者は極めて対照的で、人種や年齢構成などで考えられないほどの開きがあり、町の性格も全く異質で、治安も天地の程に異なっている、このようなことは日本では決して見られない現象であり、私には予想もできなかったし、知ってからも到底理解できないことであった。

第5章

ちょっとした臨床研究

食道内圧測定法の開発

私が医者になった昭和三九（一九六四）年ごろの若い外科医の歩む道としては、一般外科の修練が終わった後に、博士号を取得するための研究を大学病院で行うのが常道であった。ところが私は、諸般の事情から大学へは帰らずにいきなり専門分野の臨床へ入っていったので、そこからはみ出した道をたどることになった。しかし、できることならば、常道を歩む友人と同じように何らかの医学研究を行ってみたいと思っていた。

愛知県心身障害者コロニーには障害の原因を解明し治療法を開発することを目的にした発達障害研究所という基礎医学研究機関がある。そこには私の大学の同級生である数名の研究者もいたが、なんとなく敷居が高く近寄りがたい雰囲気であった。だから、大学病院や研究所のように動物を使った研究は難しかろうが、臨床の立場からなにか仕事をできないかと考えていた。

臓器内圧との関わり

一般外科の修練を終える直前であった昭和四四（一九六九）年に、私は、成人の食道アカラシアを経験した。この疾患は、食べたものが胸でつかえることから発症するが、その原因はがんなどの器質的な狭窄にあるのではなく、食道のものを運ぶ機能に障害があるとされている。比較的稀な疾患であり、私にとっては初めての経験であったのでその病態について整理し直してみた。そして、その時に、食道機能を生理学的にとらえた文献に出くわし、臓器の動きを内圧の変化から検討する医学のあることを知った。

私はその翌年に、開設したばかりの愛知県心身障害者コロニーで小児外科医として歩み出した。そこには数多くの最新の機器がそろっており、その中に血圧などの水銀圧（高圧）測定用のほかに、水柱圧を測定するための低圧用のトランスデューサー（伝圧器）も備わっていた。この低圧用の伝圧器を用いれば臓器内圧をとらえられるかも知れないと思っていたところ、たまたま、脳外科医から水頭症の子どもの脳室内圧を測りたいという相談があった。つまり、脳室機能を内圧測定から検討してみたいというのである。初めての臨床であったので器械の消毒などで随分と気を使ったが、なんとか満足できる資料を得ることができた。

これが私の臓器内圧を実測した最初の経験になった。昭和四五（一九七〇）年のことである。それが契機になって、私は臓器内圧の測定に強い興味を抱くようになったのである。しかし、これを食道に応用するとなると、脳室のような閉鎖回路は期待できず、また測定孔が食物残渣などの内容物で閉塞することもあり得るので、何らかの工夫が必要であった。

食道内圧測定法の開発

そんなある時、食べたものをもどすという子どもが入院してきた。はじめに食道透視を行うと、食道の下の方に狭いところのあることが分かった。そこで、それが、気管軟骨迷入などの先天異常による器質的な狭窄か、アカラジアのような機能的な障害なのかを鑑別するために食道内圧測定を試みたのである。前述の懸念に対して何の対策も立てないままただ回路内を水で満たしたのみで測定した。案の定、どこからみても解読できる資料にならなかったのである。

この苦い経験をした私は、何とか工夫をして綺麗な食道内圧を引きたいと思うようになった。そして、いろいろと考えあぐねた末に、回路内にＹ字管を付けて、そこから一定の速さで水を送り続ければ測定孔が食物残渣などで塞がるのを防ぐことができ、同時に、測定孔にか

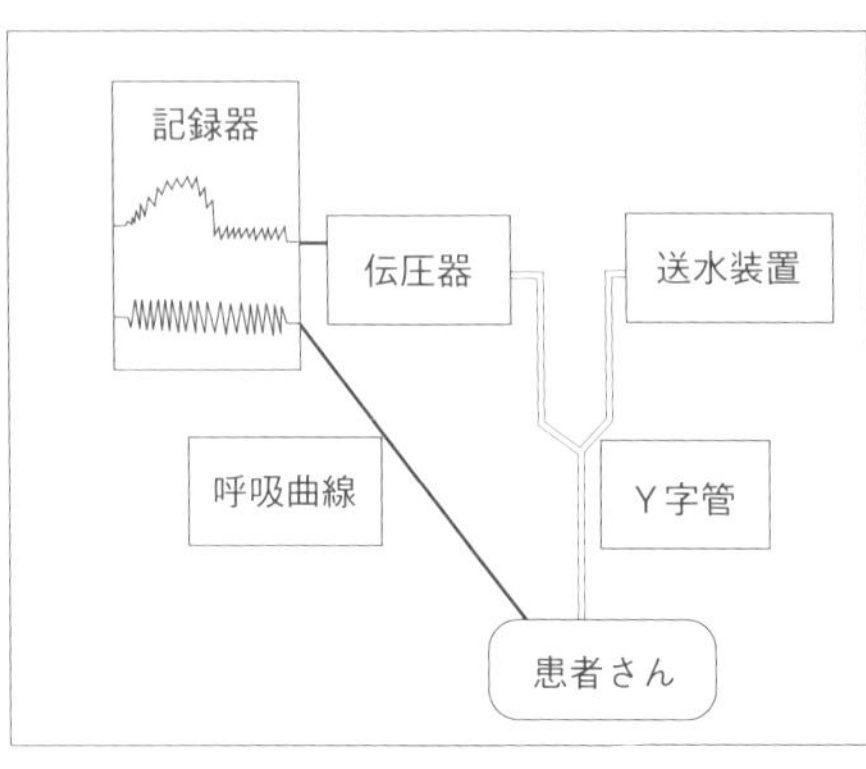

図１　食道内圧測定回路図

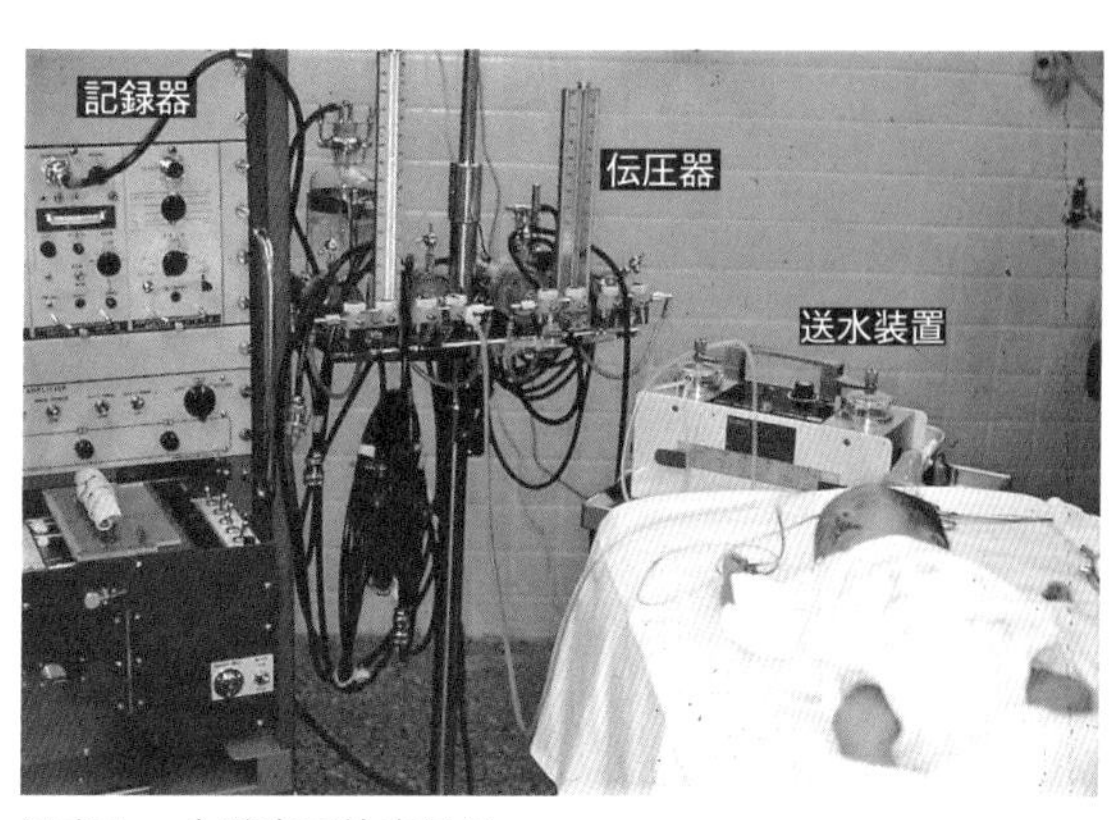

写真１　食道内圧検査風景

かる外圧に打ち勝って水が流れる回路内圧を測れば、それが食道内圧に相当するはずだという考えにたどり着いた。そこで、図１のような簡単な実験回路を作り、送水方法としてははじめに点滴注射装置を使って約一メートルの高さから水を送ってみた。しかし、この方法では内圧が送水装置の方へ吸収されて正確な圧測定にならなかった。そこで、当時開発されたばかりの輸液用の自動注入器で水を送る方法を試みた。この注入器の駆動方式が小さなローラポンプであったことが幸いして、これを用いれば、内圧がこちらに吸収されることなく安定した圧測定のできることを発見した。つまり、高圧のポンプで水を送ってやれば、水柱圧で測定される回路内圧は送水装置の方へ吸収されないと理解できたのである。

私はこの手技を基本にして二つの検査法を考案した。写真１は赤ちゃんの食道内圧検査を行っているところである。

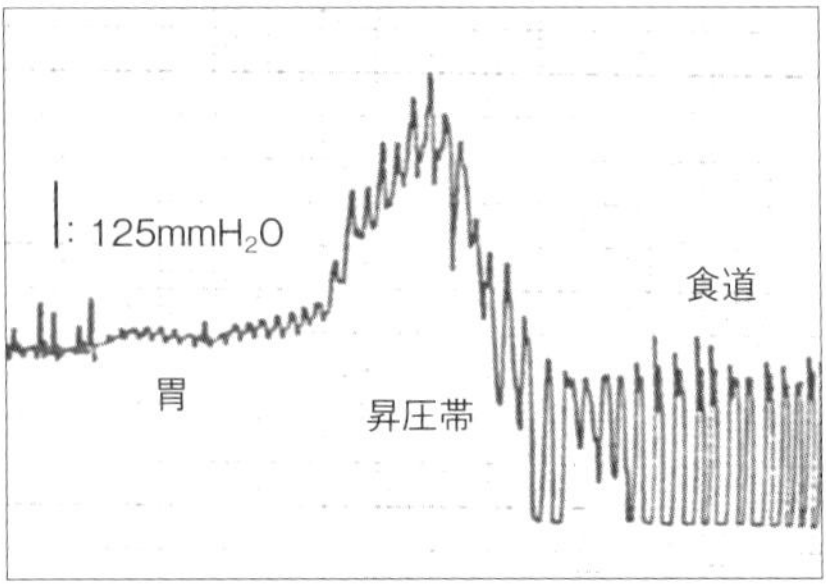

図２　胃食道静止圧曲線（正常例）
胃と食道の間に存在するバリアとしての昇圧帯（LES圧）をとらえている。

胃食道静止圧曲線

これは、大気圧に比べて陽圧の腹腔と陰圧の胸腔に位置する胃と食道の境目（胃食道接合部）には、圧力の違いから胃内容が食道へ逆流しないように生理学的な障壁（関門、バリア、下部食道括約筋、Lower Esophageal Sphincter, ＬＥＳ）が存在するが、その大きさと長さを内圧検査からとらえる検査法である。つまり、内圧をトレースしながら測定用カテーテルを胃から食道へゆっくりと引き抜き、胃食道接合部に存在する下部食道括約筋の圧力を下部食道昇圧帯（ＬＥＳ圧）としてとらえ、その大きさと長さから逆流防止機能を検討するものである。図２は正常例のトレースであるが、胃内圧と食道内圧の間に約二〇ミリメーター水柱に達する立派な昇圧帯を認めている。

食道運動機能検査

これは、ものが食道に入った時に生じる反応、つまり、生理的に閉じている胃食道接合部が

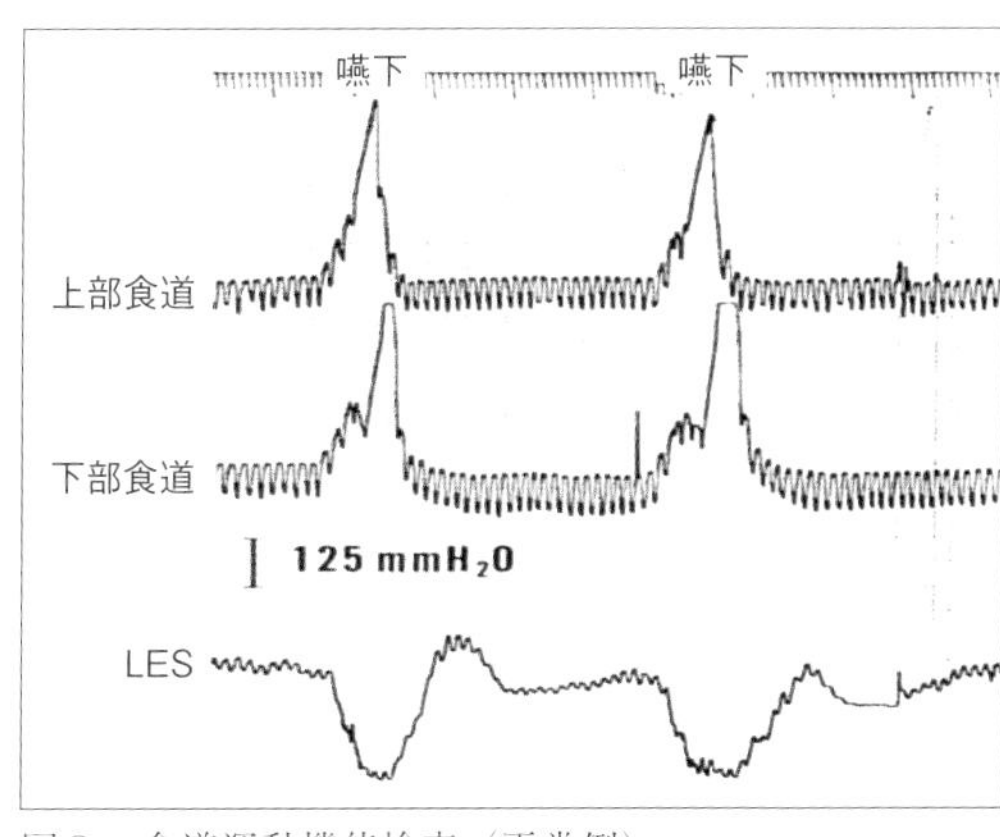

図３　食道運動機能検査（正常例）
2回の嚥下に伴う体部の蠕動波と下部食道昇圧帯（LES）の弛緩をとらえている。

開き、続いて食道体部に強烈な蠕動が生じる一連の動きを内圧検査からとらえる検査法である。具体的には、測定孔を五センチメートル間隔に離した三本の測定用カテーテルを束ね、もっとも下方の測定孔を胃食道接合部（内圧では下部食道昇圧帯）におくと、上方の二本は食道体部に位置できる。そして、少量の水を嚥下させるか、上部食道へ注入した時の、食道体部の動きと下部食道昇圧帯の弛緩状況を把握するものである。図３は正常例での嚥下運動をとらえたところである。嚥下に伴ったＬＥＳ圧の弛緩と体部の蠕動波（時間差を伴った二点間の収縮）がとらえられている。

食道内圧測定の臨床

こうして食道内圧を生理学的にとらえる手技上の不安は解消された。そこで、これを臨床に用いたいと思っていたところ、新生児とくに未熟児の中にミルクを摂取した後に、しばらくし

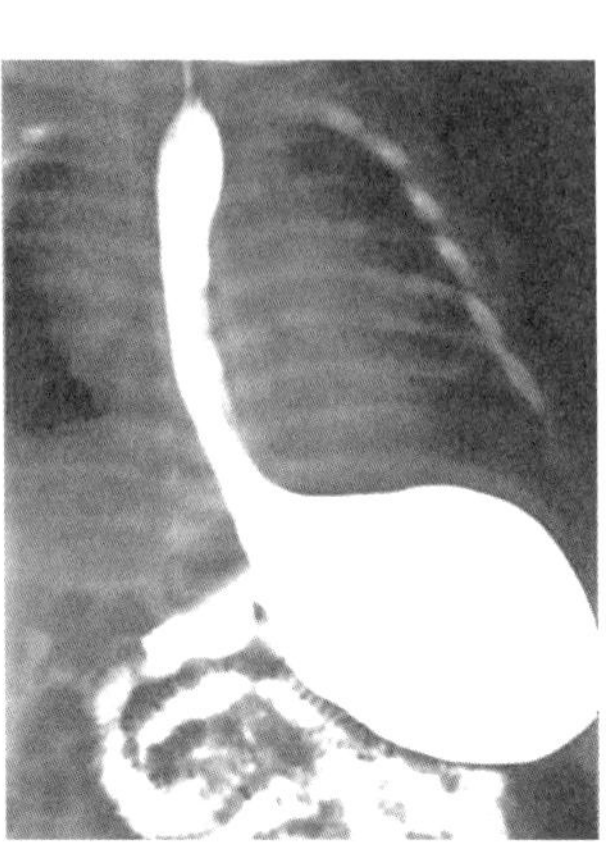

写真２　溢乳現象
造影剤が胃から食道へ逆流している。

て口元から溢れるようにもどす子どもがおり、新生児内科医はこれを溢乳現象と呼んでいることを知った。写真2は造影剤が胃から食道へ逆流する溢乳現象をとらえたところである。そしてその原因は胃食道接合部の未熟性にあり、子どもが成熟するにつれて消失すると教えられた。

　しかし、現実には吐く子もいれば吐かない子もおり、私にはそれが必ずしも子どもの成熟度と一致していないように思われた。そこで、そこに存在する下部食道括約筋（ＬＥＳ）の状況を胃食道静止圧曲線から検討すれば、そのからくりを理解できるのではないかと考えた。そこで、溢乳のあるなしに関わらず、入院してきた赤ちゃんの静止圧曲線を次から次へと引いていった。そして、約一〇〇例の経験を積んだところで、溢乳現象が胃食道接合部の貧弱な逆流防止機能に基づいていることを立証できた。つまり、図4のように、溢乳のある赤ちゃんを内圧検査から追跡していくと、激しい溢乳を認めた生後一二日目のトレースでは、上段のように昇圧帯圧は非常に低く、それが中段の二二日目には弱いながらも認められるようになり、そして、溢乳の消失した三二日目には下段のように立派な昇圧帯の形成を認めるようになるといった具合である。そこで、これらの資料を統計学的に分

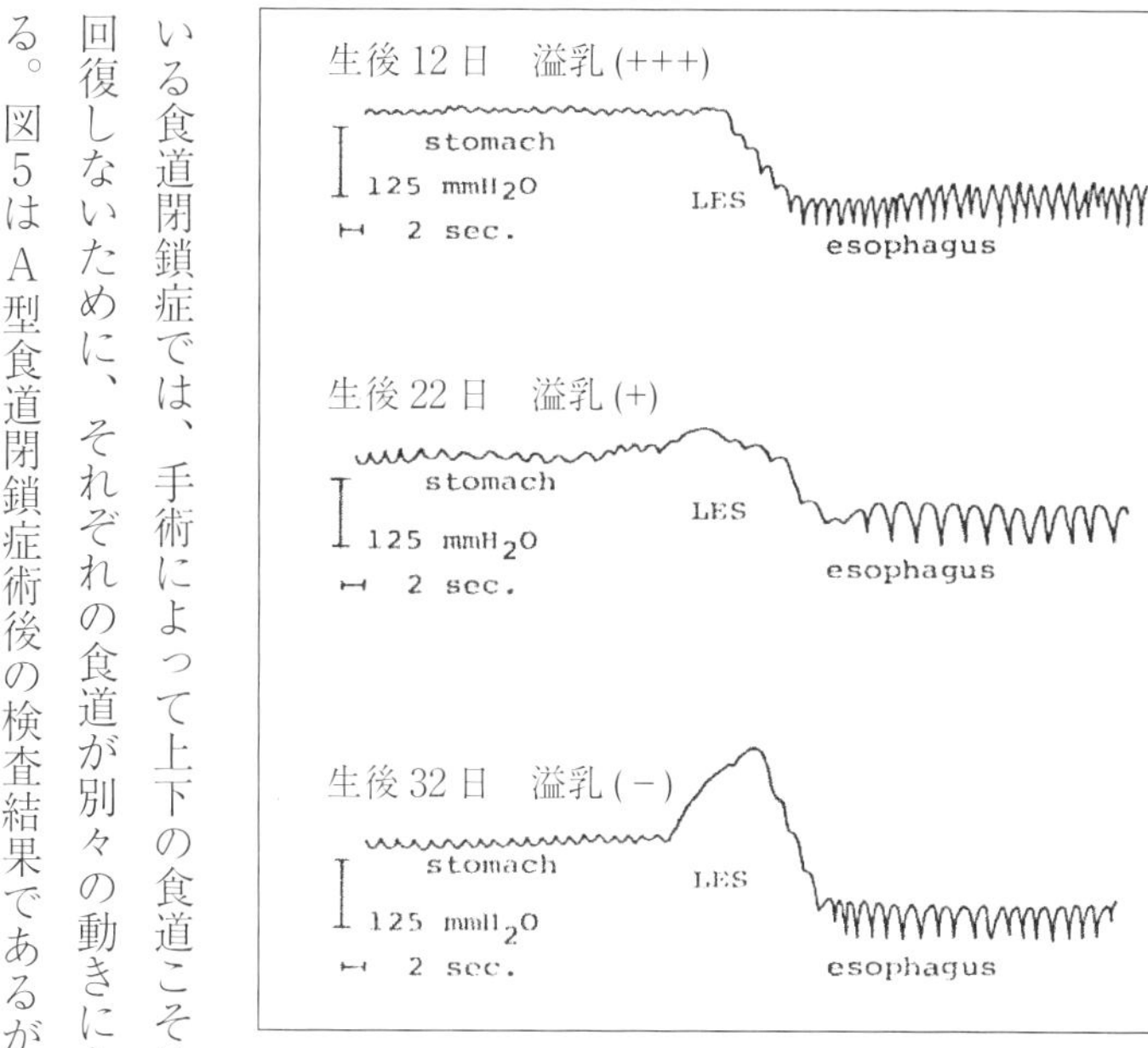

図４　内圧検査からみた溢乳現象の追跡
（生後12日から32日までの検査）
貧弱であった昇圧帯（LES）が経時的に形成されている。
それに伴って溢乳は消失した。
stomach:胃　esophagus:食道

析した結果、赤ちゃんの溢乳現象とLES圧とには強い相関のあることを立証できたのである（資料１）。

一方、食動運動機能検査法は、嚥下運動を動的にとらえる貴重な手段になった。それは、小児外科領域には、食道の運動障害を伴う病態が多く認められ、その状況を客観的にとらえる手段になりえたからである。例えば、食道が途中でちぎれている食道閉鎖症では、手術によって上下の食道こそはつながったものの、それらの神経連絡が回復しないために、それぞれの食道が別々の動きになって蠕動をかたどらないという難題がある。図５はＡ型食道閉鎖症術後の検査結果であるが、冷水刺激に対して、正常の反応（図３）

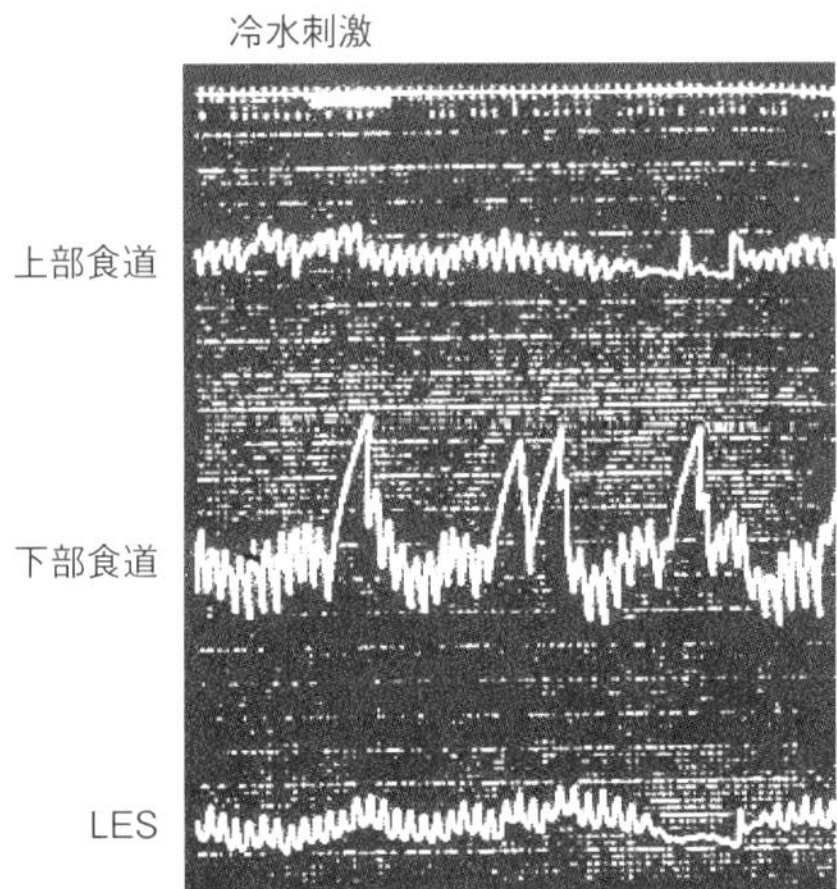

図５　食道運動機能検査
（Ａ型食道閉鎖症術後）
冷水刺激によって、LESは弛緩せず、体部の動きは上下で協調していない。

は認められず、食道体部の動きは上下で無秩序であり、下部食道括約筋（ＬＥＳ）もそれに反応した弛緩を認めない（資料２）。

また、食道の運動機能障害であるアカラシアに対しても、この検査法は有用であり、特徴的な所見をとらえることができる。図６は小児には稀な九歳男児のアカラシアの検査所見である。冷水を小量嚥下させるとともに二カ所の食道体部での基礎波は大きく上昇し、そのうえで無秩序な収縮波が頻発している。しかもそれらは同時性に収縮し、時間差をもって収縮する蠕動波を形成していない。そして下段のＬＥＳ圧に嚥下に伴う弛緩を認めない。この後、食道内に溜まったままの冷水を吸引すると、食道体部の波は開始前の基礎圧に戻り、無秩序な収縮波も消失した。これらの所見に加えて、静止圧曲線から著しく高圧のＬＥＳ圧も証明でき、かつて成人外科の修練中に知ったアカラシアの食道運動機能障害を改めて確認できたのである。

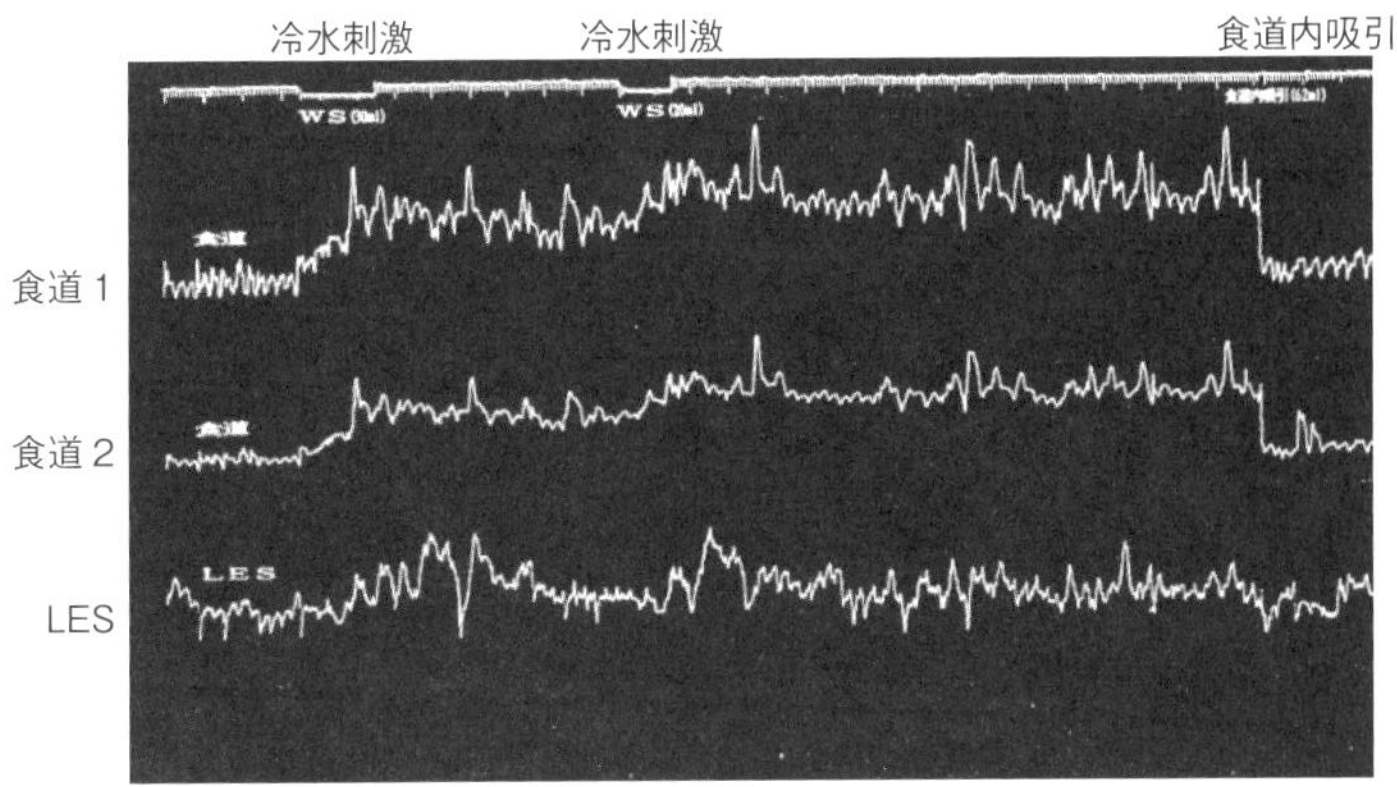

図６　食道運動機能検査（９歳　男児　食道アカラシア）
２回の冷水嚥下に対して、LES圧は弛緩せず、食道は2点間で同時性収縮を繰り返して蠕動波をなしていない。食道内から冷水を吸引すると、基礎圧は検査前まで低下している。

こうした経験から食道の運動機能を内圧検査からとらえられることを知った私は、その後に、この検査法を広く臨床に利用した。そして、溢乳（胃食道逆流）現象や食道裂孔ヘルニア、食道閉鎖症やアカラシアだけではなく、横隔膜ヘルニア（資料３）や幽門狭窄症といった先天異常をはじめ、脳性麻痺の子どもたちに認められる機能障害の解明も行ったのである。

大学へ帰局した後、同僚の歩む常道から外れて歩んできた私は、ここにきてようやくこれらの成果が認められ、彼らと仲間入りできたのである。

資料１　長屋昌宏：新生児噴門機能の発達　第1報：静止圧曲線からみた検討．日本小児外科学会誌、一九七六年．
資料２　山田昴：先天性食道閉鎖症術後の食道運動機能　第1報：臨床的検討．日本小児外科学会誌、一九八一年．
資料３　M Nagaya, et al: Gastroesophageal reflux occurring after repair of congenital diaphragmatic hernia. J Pediatr Surg. 1994.

夢・短小腸に挑む

新生児の短小腸症候群の理論背景

新生児の小腸の長さはおよそ二メートルある。それに続いて、回盲弁があって結腸になる。これらの腸管が機能を果たしてミルクを分解し、そこから栄養素を取り込んでいる。この腸管、中でも小腸が何らかの理由によって極端に短くなることがある。

一般成人医学には、小腸の長さが正常の三分の一以下になると生存が難しいという概念がある。これを新生児に当てはめると約七〇センチメートルになり、そこから、それ以下になった状態を特化して短小腸症候群と呼んでいる。

一方、小児とくに新生児には成長という他の年齢層には認められない特徴がある。つまり成長とともに腸管の長さもそして太さも増していくのである。したがって、新生児期に短小腸に陥った子どもたちは、必ずしもそれがそのまま生存が困難ということにはならない。なぜならば、成長にともなって消化吸収能が改善していく余地が残されているからである。ここから、新生児期に短くなった小腸がはたしてどこまで成長していくか、言い換えると、どれだけの長さが残されていればやがて経口摂取だけで生活できるようになるのかを究める医学が成立する。これは、小児外科医に付与された遥かな夢を追いかけるような学問なのである。

この腸管機能の発達を待つ間の繋ぎをすることが私たち小児外科医の責務となるが、そのために大切なことは、子どもたちの栄養状態を落として飢餓に陥れない対策をとることと、経口摂取を急ぐことから生じる腸炎の併発を防ぐこと、そして、なんらかの手術によって腸管の機能を増大させることの三点に集約される。

新生児の短小腸症候群の管理法・その一　経静脈的な栄養管理

腸の短くなった子どもたちにいきなり通常のミルクを与えても、十分に消化できないことは容易に想像できよう。したがって経口摂取以外の方法で栄養状態を維持する必要があり、そのための手段として経静脈栄養法（Total Parenteral Nutrition, ＴＰＮ）がある。これは一九六〇年代に開発された医学であるが、生命を維持するために必要なすべての栄養源を含んだ溶液を、静脈内から長期に投与する治療法である。このロマンチックな考え方は古くから模索されてきたが、一九六五年にスエーデンからカロリーの高い脂肪乳剤の利用が報告され、ついで、一九六七年に米国のダドリックが経静脈的な栄養投与のみで成犬を一年以上生存させたと報告して以来、世界で注目されるところとなった。

それから約五〇年を経た現在ではどこの施設でも容易に行うことのできる治療法になったが、私が昭和四七（一九七二）年にTPNを初めて導入した頃のわが国には、そのための溶液すらも市販されておらず、必要とする栄養源を処方して、その溶液をベッドサイドで調合しなければならなかった。いわば手作りの時代の医療であるが、実際にこれを使ってみると、短小腸に限らず栄養源の備蓄の少ない子どもたちを管理するうえに貴重な治療手段になることを知った。つまり、バランスの整った栄養状態の維持は、術後の回復を早め、感染症の併発を抑えるなどで極めて有益であったのである。

やがて、昭和五五（一九八〇）年に、その時点で考えられる必要栄養源の全てを含んだ溶液が市販されたが、それでも、長期にこれを使用すると特殊なビタミン（ビオチンなど）や微量元素（鉄、銅やマンガン、亜鉛、セレンなど）の欠落が皮膚や心筋などに新たな病態を招くことが明らかになり、そこでまた異なった溶液を開発し直すといった試行錯誤が続けられたのである。

前述したように新生児には成長という役目があるので、そこを加味すると、理論的に必要なカロリー量は成人の三倍近くになるとされている。だから、これをTPNのみで満たそうとすると、肝臓をはじめとした代謝機構に相当の負担をかけることになる。私の初期の症例でも、理論だけを重視して経静脈的なカロリー摂取を欲張ったがために、ことごとくが肝機能障害に陥った。その苦い経験から私は、この手段のみで正常新生児の成長曲線に乗せていくことは期待せずに、そこは飢餓に陥れない程度に抑えて、それよりも栄養のバランスを保つことを重視するように改めた。そうすることで、肝障害などの合併症を減らすことができ、長期に安定した管理を期待できるようになったのである。

新生児の短小腸症候群の管理法・その二　腸炎を起こさせない

短小腸症候群を管理するうえで今一つの重要なことは、なけなしの腸管機能を痛めつけないように留意することである。つまり、正常の腸管には予備能力というものがあって、暴食などの負荷がかかってもそれが働いて下痢などを起こさないようになっているが、短小腸症候群の子どもたちの腸管にはこの予備能を蓄える余裕がなく、常に一杯いっぱいのところで機能しているのである。だから、経口摂取を急ぎたいがためにその腸管の限界を超えた負荷をかけると途端にお手上げの状態に陥って激しい腸炎を併発するのである。例えば、乳糖の分解酵素の少ない腸管に過剰のミルクが入れば、それを消化しきれないばかりか、やがて残ったミルクが腐敗して激しい腸炎を招いてしまうのである。いったん腸炎を併発すると、消化吸収面積を広げるために延々と作り上げてきた粘膜の絨毛が剥がれて薄くなってしまい、その修復には前にも増した長い時間が必要になるのである。そして、それを繰り返すと、ついには修復能力を失って回復の困難な状況に陥っていく。したがって、腸管粘膜の発育状況を見極めながら極めて慎重に経口摂取を進めていくことが基本になる。同時に、投与する内容を選択することも重要であり、病状に合わせて、乳糖を除いたミルクや、脂肪成分を大豆油にしたミルク、さらに成分化した栄養源などを使い分けることもまた欠かせない配慮になる。

新生児の短小腸症候群の管理法・その三　追加手術

さらに、極端に短い残存小腸になった子どもたちには、腸管の長さを増してやる手術（二分割法による腸管延長術）や小腸よりも通過時間の遅い結腸の一部を小腸に間置して、消化吸収時間を延長させる手術、さらに大きく拡張したために運動障害から、いわゆる停滞症候群に陥った腸管を縫縮する手術などが行われることもある（資料4）。

これらの手段を駆使しながら、患児の成長、なかんずく腸管機能の発達をじっと待つのが短小腸症候群の子どもたちに対する基本的な治療態度である。

新生児の短小腸症候群の自験例と津田峰行先生

私の経験で、新生児期から短小腸になった症例は二九例であった。原因疾患は、胎児期の腸管に捻転や重積などのアクシデントが生じて小腸が大量に壊死し、その時点ですでに写真１のように短小腸になって生まれてきた症例が一五例と多かった。その他は出生直後に生じた理由によって短小腸になったものである。ここには、腸回転異常症から腸捻転を起こして腸管が大量に壊死したものが七例、病変部位が全ての結腸を越えて相当口側の小腸にまで及んだヒルシュスプルング病の五例などが含まれる。このように原因疾患は多岐にわたったが、残された小腸の長さは〇から六五センチメートルまでであった。

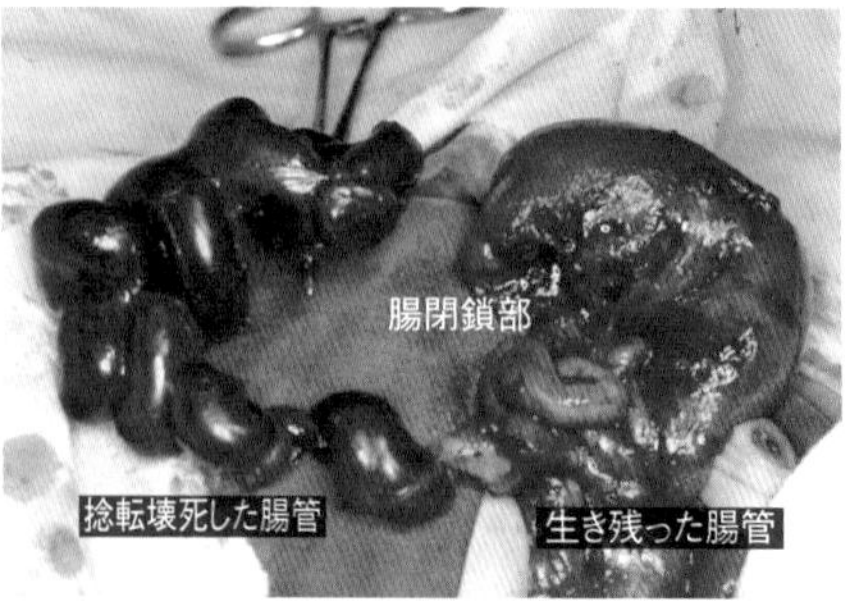

写真3　極端な短小腸の手術時写真
広範囲の腸管壊死から残存小腸は18cmになった。

私は、昭和四七（一九七二）年から五年間にたて続けに八例の短小腸症候群を経験した。残存小腸の長さは三から六五センチメートルであった。それに対して、当時に開発されたばかりのＴＰＮを取り入れて管理したが、なにせ、輸液用の溶液を自分で調合する時代であり、加えて私のそこに対する貧弱な知識や、未熟な看護体制などがあって、残存小腸が六五センチメートルの一例を救命できたものの、自然死の一例を含めた七例を肝障害などの管理上の理由から失った。

昭和五三（一九七八）年に津田峰行先生が私のところへ

就職してきた。それから一年が経った昭和五四（一九七九）年に、九例目の短小腸例（ようこさん）を経験することになった。写真3のように胎児期の腸捻転が原因で小腸が大量に壊死し、腸閉鎖を伴って生まれた女児であった。術中に計測された残存小腸の長さは、回盲弁は温存されているもののわずかに一八センチメートルであった。生存は難しかろうと思われたが、津田先生はＴＰＮを積極的に取り入れて治療を行うことを主張した。そして主治医になってあらゆる努力を重ねられ、なんと八六一日におよぶ経静脈栄養法を一二本の中心静脈カテーテルを入れ替えながら行なったのである。その間に肝障害や銅欠乏などの代謝上の合併症と、カテーテルの閉塞や感染、そして自己抜去といった技術的な合併症に見舞われながらも、それらを粘り強く克服した。そして、生後三カ月になってようやく始めた経口摂取を、その都度発売される特殊なミルクを使い分けながら極めて慎重に行っていった。さらに、生後六カ月には、拡張したために運動障害から、いわゆる停滞症候群に陥った腸管を縫い縮める手術を付加した。これらの対策を講じることで経口摂取のみで管理できるようになり、二歳三カ月になってようやく退院にこぎつけたのである。ようこさんはその後に経験された短小腸の子どもたちの鑑となって成長し、無事に大学へ入学するまでが追跡された。

この症例に対する津田先生の診療態度をつぶさに見てきた私は、それ以降の短小腸症候群の主治医を彼に委ねることにした。彼もそれに応えるようにあらゆる情報を集めて奮励努力された。彼は非常に粘り強い性格で、少々のことではへこたれない意志の強さを秘めていた。そこが、ＴＰＮをはじめ、忍耐強い管理を必要とする短小腸症候群の治療にぴったりと当てはまったのだろうか、彼は水を得たように活躍された。それは経静脈栄養法に留まらず、経口摂取をいかに進めて行くのが良いかという難題にも積極的に取り組まれた。当時に発売された糖質フリーミルクにほんの少しの糖分を添加して、決して焦ることなくじっくりと、一日一ミリリットル単位で増量するという緻密さには頭の下がる思いをしたものである。

彼は、平成四（一九九二）年までの一二年四カ月を務めてくださった。その間に多くの論文を認められたが、とくに短小腸症候群に関しては一五本の原著を残された。その中には、微量元素の重要性とその中にセレンを加えるべきだとした一九八五年の論述を初めに、極端な短小腸例に対する追加手術法（一九八八年）、間歇的中心静脈栄養法の臨床経験と問題点（一九八九年）などの卓越した論文が含まれている。そして、彼が在籍した期間における短小腸症候群は一五例であったが、そのうち一一例（七三％）が救命されている。救命された一一例の残存小腸の長さは、六・五から七〇センチメートルまでであり、平均は四一・四センチメートルであった。

一つの結論

これらの実績は、小腸の長さが正常の三分の一以下になると生存が難しいというそれまでの常識は少なくとも新生児には当たらないことを改めて明らかにしたのである。そして成長という特徴を備える新生児では、正常の約一〇分の一の長さ、つまり二〇センチメートル以上の小腸と回盲弁が残れば、数年のうちにTPNから離脱でき、経口摂取だけでの生活が可能になるという一つの確かな結論を得た。一方で、二〇センチメートル以下になると、極めて長期のTPNが必要になり、とくに一〇センチメートル以下の子どもでは、今後にさらなる検討が必要であると知らされたのである。

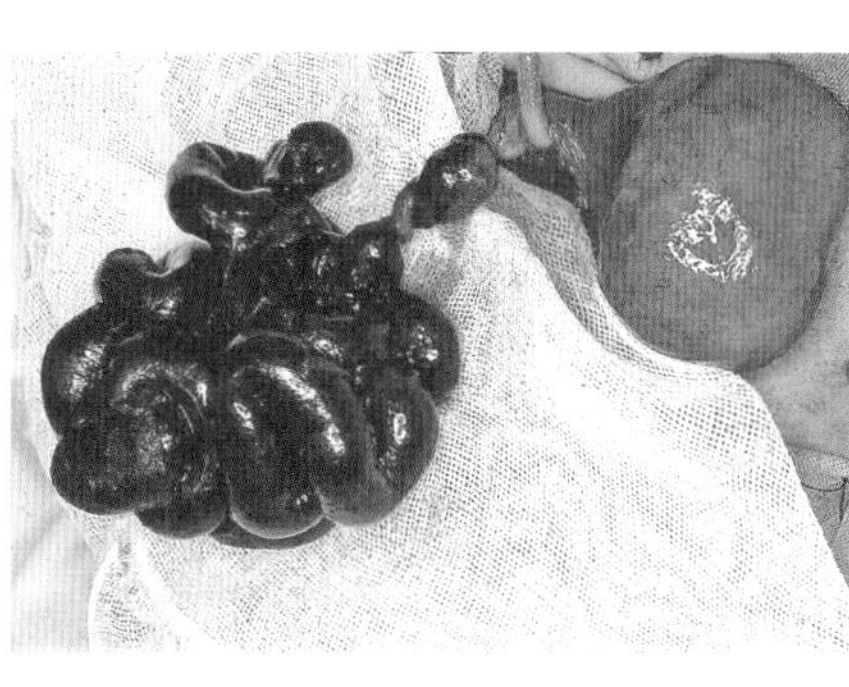

写真4　捻転壊死した腸管

極端な短小腸例（残存小腸二〇センチメートル以下など）の経験

そこで、回盲弁が温存された状態で残存小腸が二〇センチメートル以下になった極端な短小腸、一三例（回盲弁を失って三六センチと全結腸をなくして五三センチメートルの各一例を含む）について記しておく。そのうち六例を失っているが、五例は残存小腸が〇から八センチメートル以内の症例で、当時にいかんともし難かった。そして七例が極めて長期の栄養管理の末に救命された。残存小腸の長さは、回盲弁ありで六・五から二〇・〇（平均一二・二）センチメートルまでの五例と、回盲弁を欠いた三六と全結腸を失った五三センチメートルであった。

微量元素の必要性を教えてくれたモエちゃん

モエちゃんは昭和五六（一九八一）年の症例である。体重二四〇〇グラムの女児であった。写真４のような胎生期に生じた腸捻転のために小腸が大量に壊死しており、生き残った小腸はわずかに八・五センチメートルであった。回盲弁は温存されていた。前述した一九七九年のようこさんから始まってその後の三年間に五例の短小腸例に遭遇し、しかもいずれもが残存小腸が二〇センチメートル以下の症例であった。だからモエちゃんも前例に倣うように生後一〇日から早々とＴＰＮが始められ、それに糖質フリーミルクを付加する形で管理されていった。そして、八・五センチメートルという残存小腸の長さからみて何らかの追加手術を行わない限り生存は難しいだろうと考えていた。モエちゃんが生まれる前年の一九八〇年にビアンチによる腸管延長術という魅力的な追加手術法が報告された（資料５）。この術式は、図７に示したように腸管を縦に二分割して延長させるものなので、それを行うためにはかなりの太さの腸管が必要であると考えていた。

そうこうするうちにモエちゃんの小腸が写真5の左のように拡張してきたのを知った私は、ビアンチ手術の適応があると判断してそれを行うことにした、モエちゃんが三カ月の時である。自動縫合器が普及する前のことであったので、縦に分割した腸管を写真中のように手縫いで成

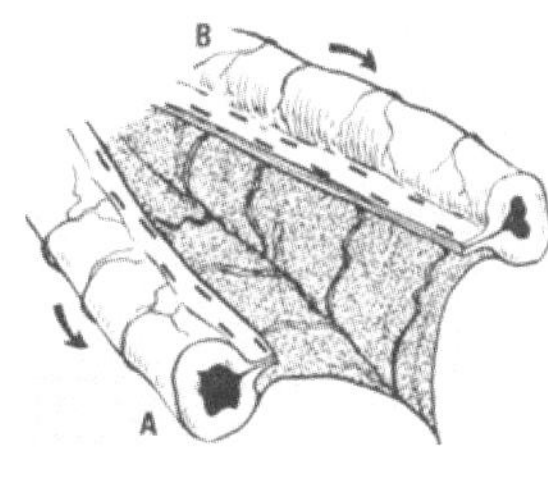

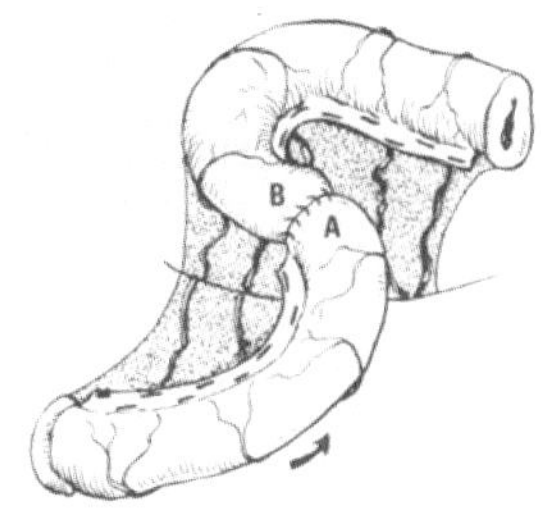

図7　ビアンチの２分割法による腸管延長術
左のように腸管を縦に２分割して２本の腸管に成形し、そのうえで右のように吻合して連続性を回復させる。
A Bianchi, J Pediatr Surg, 1980.より引用。

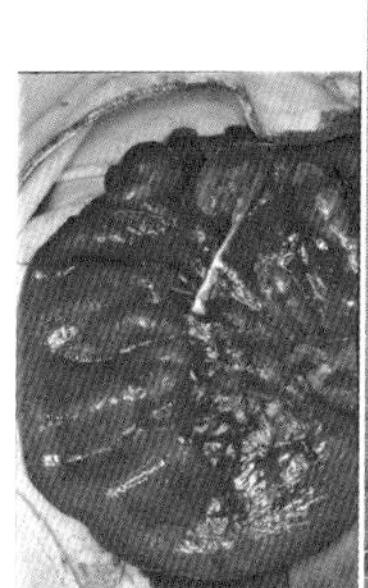

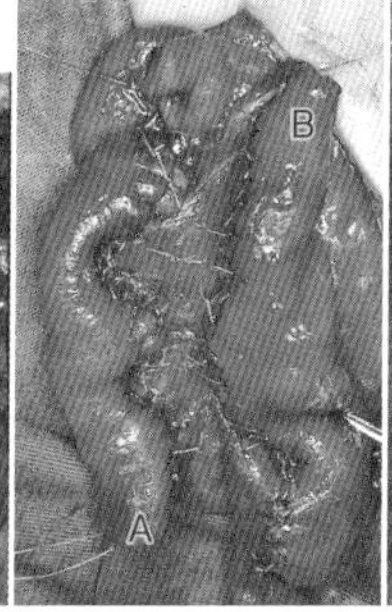

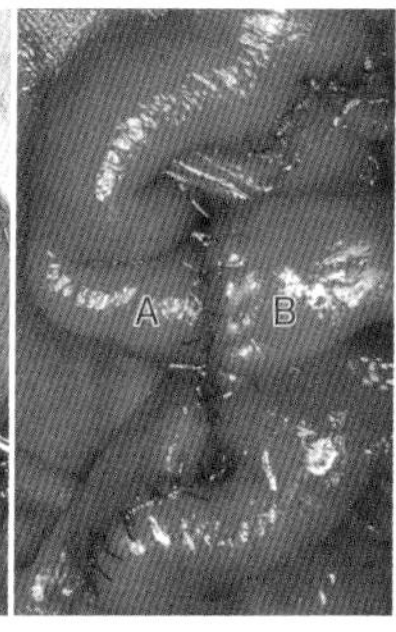

写真5　ビアンチ（Bianchi）術式の実際
左：拡張した小腸。
中：縦に２分割した腸管を縫合して成形したところ。
右：ＡとＢを吻合して連続性を回復させた。

形して二本にしたうえで、右のように吻合して連続性を回復させた。

手術の効果は明らかであり、モエちゃんはＴＰＮを続けながら経口摂取を順調に進めることができた。そして、約一年が過ぎた一歳三カ月のことである。看護師が訪室するとモエちゃんがベッドで亡くなっていたのである。まるで予見できない死であったので病理解剖を依頼した。そして驚くべき報告を受けたのである。報告書によると、モエちゃんの心臓の筋肉線維が委縮してバラバラになっており、これが直接死因であろうとしてあった。しかし、病理学者でもその原因が分からないと付記されていた。

それからしばらくして、病理学者から報告書の差し替えを求められた。そこにはモエちゃんの心筋所見が中国から報告された「克山病」に酷似している、としてあった（資料６・７）。そして、これは克山地方の風土病として知られている疾患で、この地方の土壌にセレンという元素が欠落していることに原因があるようだとしてあった。また、同じ病気がオーストラリアのある地方にもあり、こちらでは羊の病気として知られていると報告されたのである。そこで直ちに残されていたモエちゃんの血液をある研究所に依頼して分析してもらったところ、セレンが数カ月前から痕跡程度にまで低下していたことが分かったのである。

一九八一年当時というと、それ以前はベッドサイドで調合していたＴＰＮのための溶液がようやく市場に出はじめたころである。私たちもＴＰＮを取り入れて約一〇年が経ったころであり、その間に、ベッドサイドで調合する溶液では、やがて亜鉛や銅といった微量元素が不足してくることを体験してきたのである。だから、これらの補充は大切な留意点と認識できていたつもりでいたのだが、セレンという元素については全く無知であり、まさに虚を突かれた思いであった。また、市販され始めた溶液の効能書をみても、セレンの文字はどこにも見当らなかったのである。

モエちゃんは私たちに、理論で考える栄養素だけでは、自然界から補給されるものにはおよばないことを改めて教えてくれたのである。

追加手術が有効であったまさき君

まさき君は平成八（一九九六）年の症例である。三二〇〇グラムの男児であった。他院で日齢1に腸捻転症のために小腸大量切除を受けた。残された小腸は、回盲弁が温存された状態でわずかに八・〇センチメートルであった。生後一二日に極端な短小腸の管理を目的に紹介された。過去の経験から極めて長期に栄養管理が必要になると思われたので、追加手術を含めて積極的な管理法で臨む方針をとった。入院した日から末梢静脈を用いたTPNが開始され、生後三〇日には中心静脈カテーテルが挿入されている。そのうえに糖質フリーミルクの経口投与がごく少量からはじめられた。しかし、腸炎の併発から経口摂取を進めることが難しく逡巡す

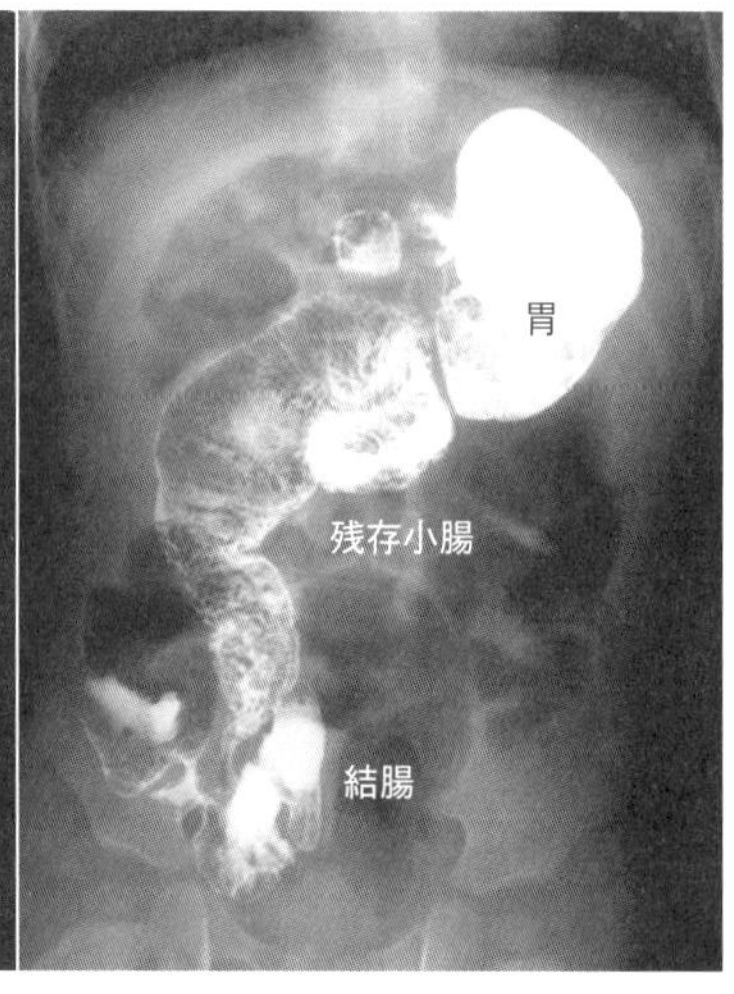

写真6　術前の上部消化管透視
短い小腸の拡張を認める。

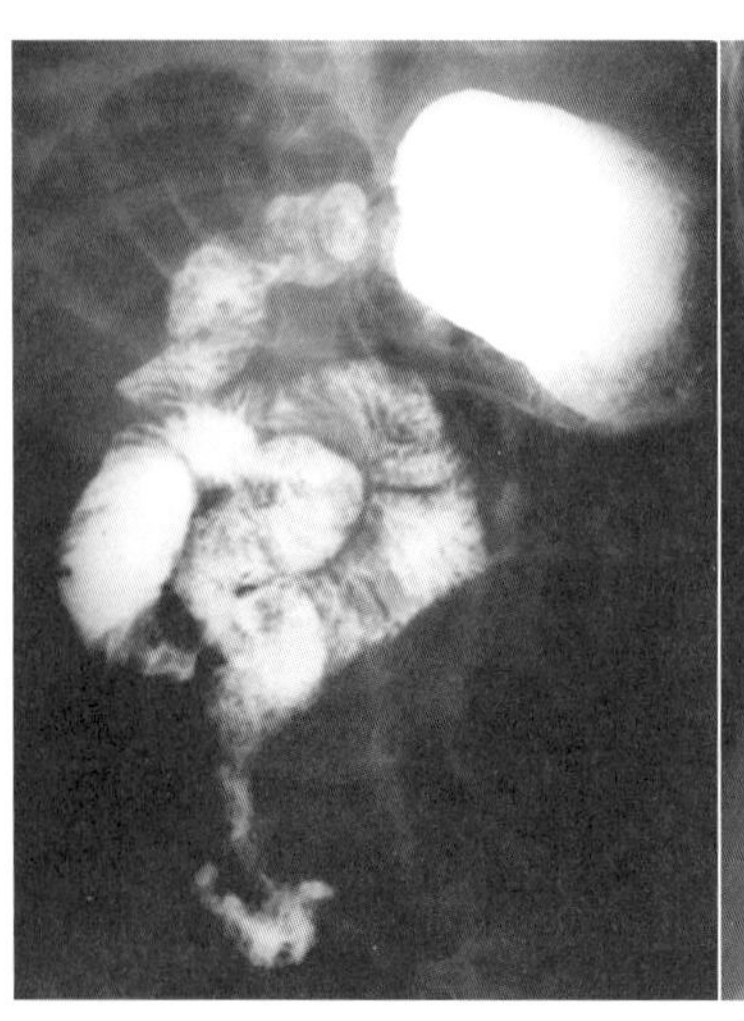

写真7　術後の消化管透視
通過時間は約10倍に延長された。

る日々が続いた。そして、二歳になった頃から写真6のように残存小腸の拡張を認めるようになったので、それを用いた腸管延長術を行うことにした。用いられた術式は、一九八〇年にビアンチによって報告された腸管二分割法である。かつて、一九八一年に前述したモエちゃんに行った術式であり、それから一六年が経ってその適応症例に再度出くわしたのである。この間に腸管の自動縫合器が開発されていたので、今回はそれを用いて行い、その分手術時間を大幅に短縮させることができた。

　手術の効果は明らかであり、この手術が行われる前の小腸の通過時間はわずかに九〇秒であったものが、術後二年の時点で写真7のように一〇分と著しく延長でき、それを裏付けるように経口摂取量を増加させることができたのである。

といってそれがそのままＴＰＮからの離脱にはつながらなかった。それからもＴＰＮに成分栄養剤を加えた栄養管理が辛抱強く続けられ、両者の比率を調節していった。そしてついに成分栄養剤にわずかな離乳食を加えることで奇跡的にＴＰＮから離脱でき、五歳一カ月で退院させることができた。この間、家族、とくに祖母と母が交代しながら病室で付き添い、まさきくんと太い絆を構築していったことも診療の一助になった。

まさき君は、私が退官した後も定期受診をしているようであるが、約一五年を経た現在では、すでに三回の普通食を基本に、少量の成分栄養剤を捕食する程度の管理で、約五五キログラムの体重を維持できるようになったという。そして、学業を終えて就職をし、会社員として働いているという。もう二四歳になっているはずだ。

この症例を通して、残存小腸の長さが一〇センチメートル以下であっても腸管延長術などの追加手術を行えば、生存の可能性を追いかけられることを教わったのである。

生涯を通した栄養管理の必要なやよいちゃん

それは昭和五六（一九八二）年に経験した症例（やよいちゃん）である。胎生期に生じた腸捻転のために写真8のように残存小腸がわずかに六・五センチメートルになった子どもであ

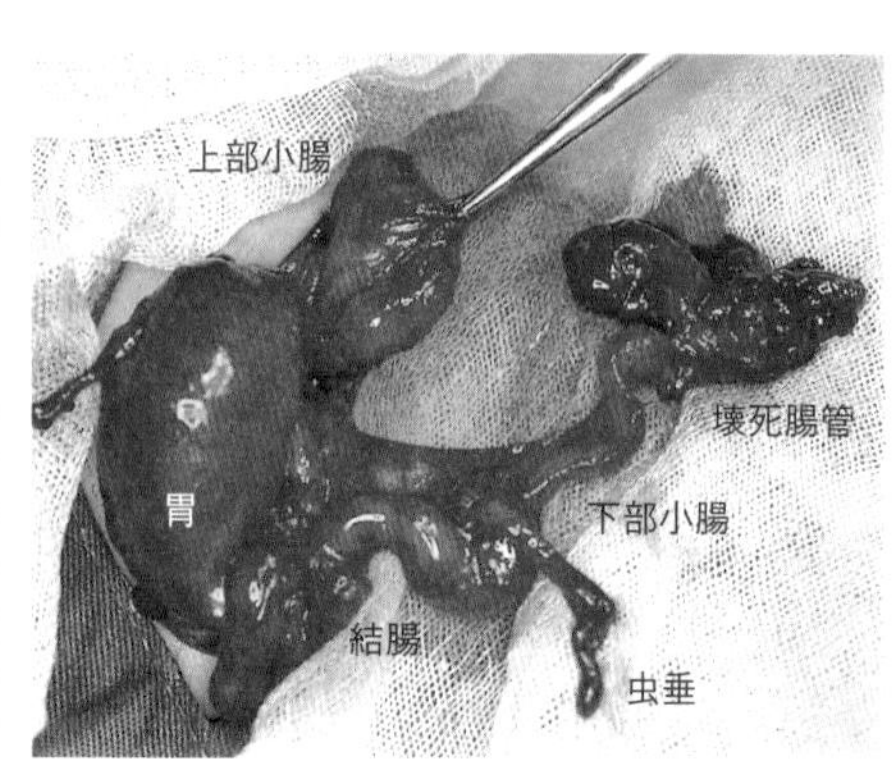

写真8　極端な短小腸の術中写真
残存小腸は6.5cmになった。

る。この年を前後して短小腸の症例が相次いで入院したが、津田先生の采配によって残存小腸が一八と二〇センチメートルの症例をうまく管理できていた。そこから勢いを得て、六・五センチメートルにも挑んでいったが、それまでの症例に比べて容易ではなかった。あまりにも短かったからである。そこで、腸管機能を補助するために、生後一一カ月に小腸に結腸を間置して、通過時間を延長させる追加手術を行なった。そして、糖質フリーミルクや成分栄養剤を極めて慎重に投与していったが、腸管機能の限界からかその都度激しい腸炎を併発して逆戻りをせざるを得なかったのである。そのためにTPNからの離脱ができず、長期の入院を余儀なくされた。

私が家庭でTPNを行う在宅経静脈栄養法（HPN）を取り入れたのが平成元（一九八八）年であったので、やよいちゃんも親の付き添いもなく、ひとりで入院していた。やがて七歳に達し、小学校へ入学するのをきっかけに、ちょうどその頃に始めたHPNを取り入れて退院するように指導し、強引ともいえる方法でそれに取り組んでみた。しかし、数日のうちにカテーテル感染という忌まわしい合併症を併発して再度の入院になってしまった。それ以降、幾度となくHPNの再開を勧めたが、家族の理解と協力の得られないままそれを断念せざるを得なかったのである。こうしてやよいちゃんは、私たちの院内でTPNを受けながら施設内の学校で学んだ。そして、一二歳になった平成五（一九九三）年に、前年まで主治医であった津田先生を頼って彼の勤める病院へ転院していった。

それ以降、風の便りのような消息を耳にしたことはあったが、詳細については不明のままであった。そして、令和二（二〇二〇）年になってある伝手を介して連絡がつき、なんと二七年ぶりに再会できたのである。もう三九歳になっていた。恥ずかし気の振舞やゆっくりとした語り口は、子どものころと少しも変わっていなかったが、気後れすることなく私と普通に話し合えるまでに成長したやよいちゃんに思わず目を見張ったのである（資料8）。

聞くところによると、津田先生にずっとお世話になっていたが、彼が再転勤された後はそこの小児科の先生の担当になり、平成一二（二〇〇〇）年、彼女が一九歳まで、体中のあらゆる静脈を使ったTPNが続けられたという。しかし、ついに利用できる静脈が枯渇してTPNを断念せざるを得なかったという。やむを得ずそれ以降は、それ以前から並行して続けられていた成分栄養剤の経鼻胃管持続注入のみでカロリーを満たしてきたという。そしてそれに少しずつ一般食を加えていったという。その状態で退院をしてある施設にお世話になっていたが、二六歳からは、その施設からも自立して一人暮らしを始めたという。そしてそれから一三年を経た現在では、夜間を通して一五〇〇ミリリットルの成分栄養剤を胃内へ持続注入してカロリーを満たし、昼間は三回の食事を自分で加減しながらとっているという。それで約三五キログラムの体重を維持できているという。話を聞いて驚く私に、「何でも食べているよ」とむしろ誇らしげに笑った。そして、アパートでの独り暮らしにも慣れてビーズ製品の製造に励んでいると話してくれた。

最後になって、一層恥ずかし気に、「私を大切に守ってくれる彼がいるの、もう一三年もつき合っている」と教えてくれた。そしてお土産だと言っておいていった紙袋に、彼と並んだ一枚の写真とビーズで作った二個のストラップが入っていた。

まさに驚くべき事実が私に短小腸に関する観念の再整理を迫っているのである。これらの子どもたちに対する夢のような挑戦は今後も続けられていくと思われる。

資料４　津田峰行、長屋昌宏他：新生児期小腸大量切除の検討―特に極端な短小腸例に対する追加手術法について―．日本外科学会誌、一九八八年．

資料５　A Bianchi: Intestinal loop lengthening, a technique for increasing small intestinal length. J Pedatr Surg. 1980.

資料６　水谷昭、長屋昌宏他：長期経静脈栄養の経過で克山病様心筋壊死を来した一剖検例．病理と臨床。一九八六年．

資料７　津田峰行、長屋昌宏他：セレン欠乏と心筋病変、JJPEN.一九八五年．

資料８　津田峰行、長屋昌宏他：残存小腸６・５㎝の短小腸例に対する栄養管理、JJPEN.一九八九年．

経肛門チュービング法の開発

ヒルシュスプルング病の概説

ヒルシュスプルング病という舌を噛みそうな名前の先天異常がある。これはオランダの小児科医が一八八六年に初めて報告した疾患であり、彼の名前をそのままとってこのように呼んでいる。彼は高度の腹満と便秘で亡くなった子どもを紹介し、解剖によって巨大な結腸が発見されたとした。それ以降日本では、この病態を巨大結腸症と呼ぶ学者もいた。

この先天異常は比較的多く発生し、私の経験した二一二例は、鎖肛、横隔膜ヘルニアに次いで三番目に位置している。

巨大化した結腸が注目されるがあまり、そこに焦点を当てて病態の解明がなされてきた。しかし、一九四〇年代になって、巨大結腸は実は二次的な変化であり、本態はそれより肛門側の一見正常に見える結腸にあることが明らかにされた。

腸管内容はあたかも芋虫が移動するように蠕動とか分節運動によって運ばれる。この運動は、腸管の壁を構成する二枚の筋肉の収縮と弛緩という巧みな運動によって組み立てられる。これらの筋肉は自律神経という主に生理機能を司る神経によって支配されており、運動を促進する副交感と抑制する交感の二種類が用意されている。そして、これらの神経は脳内の中枢から、あたかも電話回線のようにいくつかの中継点を経て最終的に腸管壁に達するが、とくに副交感神経はそこで最後の中継をなしている。つまり、二枚の腸管筋肉の間に神経叢といわれる中継点を置いて、そこに副交感神経の最終中継を成す壁内神経細胞を配置しているのだ。こうしておくと、この最終中継点から発せられる刺激はほんのわずかな領域だけを動かすことになり、そこから腸管の細やかな運動を可能にしているのである。この細胞は、胎生期に食道から肛門に向かって順番に配置されていくとされている。

ヒルシュスプルング病はこの腸管運動を促進する最終中継点である壁内神経細胞が欠落する先天異常である。つまり、胎生期に食道から肛門へ順番に進むはずであった神経細胞の配置が何らかの事情によってある場所で止まってしまうために、そこから肛門側の細胞が欠落することになって、その支配下の腸管運動が失われる疾患である。

神経支配を失った腸管は常に収縮状態に陥るというキャノンの法則があり、ヒルシュスプルング病においても、神経細胞の欠落した個所は縮んだままで、蠕動などの運動は生じない。したがって、神経細胞のある最終箇所まで運ばれた腸内容がそれ以降へは進めず、そこにガス

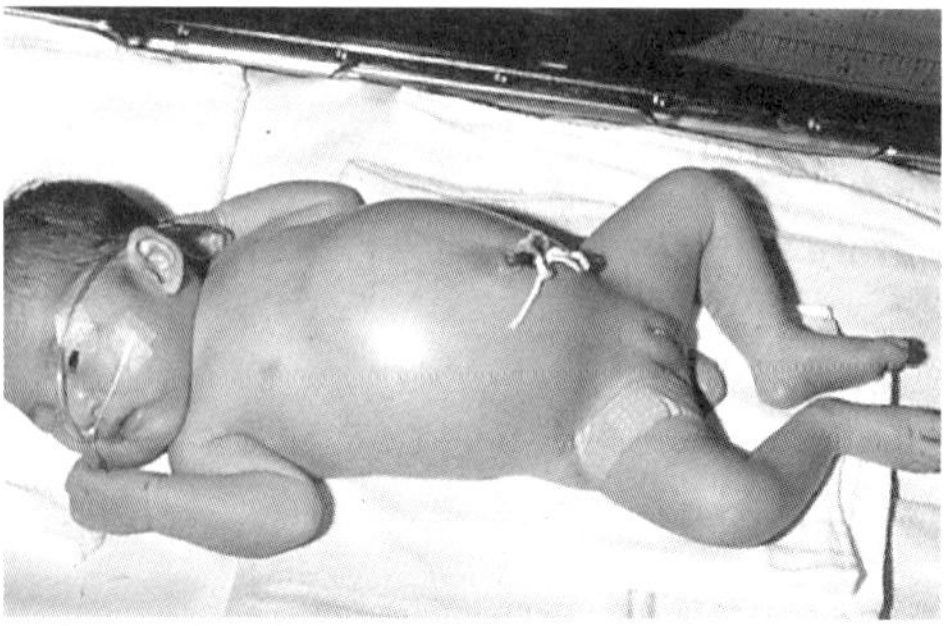

写真9　強度の腹満
ヒルシュスプルング病に見られる強度の腹満。苦悶様の顔つきで、泥状の排便も認め、すでに腸炎の併発を疑わせる。

を含めて滞り、いわゆる機能的な腸閉塞状態に陥る。そして、内容の詰まった腸管がどんどん拡張して巨大化して行くのである。この疾患を背おって生まれた子どもたちは出生後早期に写真9のようにお腹が張り、嘔吐などの通過障害の症状を呈するようになる。私が小児外科を始めた一九七〇年ごろには、医療関係者にこの疾患の認識が不足していたためか、病状がかなり進行してから来院する症例が多かった。しかし、それから数十年を経て手術法を含めた治療体制がほぼ確立して救命への道が開かれた。その結果、現在では、神経細胞の欠落範囲が極端に長い症例を除いて何の心配もなく管理できる疾患になった。そして、手術後の追跡でも大多数の子どもたちが心身ともに順調に成長していき、排便習慣も三から四歳までに獲得できる。

ヒルシュスプルング病の診断と初期治療（洗腸）

壁内神経細胞の欠落が種々の高さで起こりうるので、機能を失った腸管が肛門からほんの数

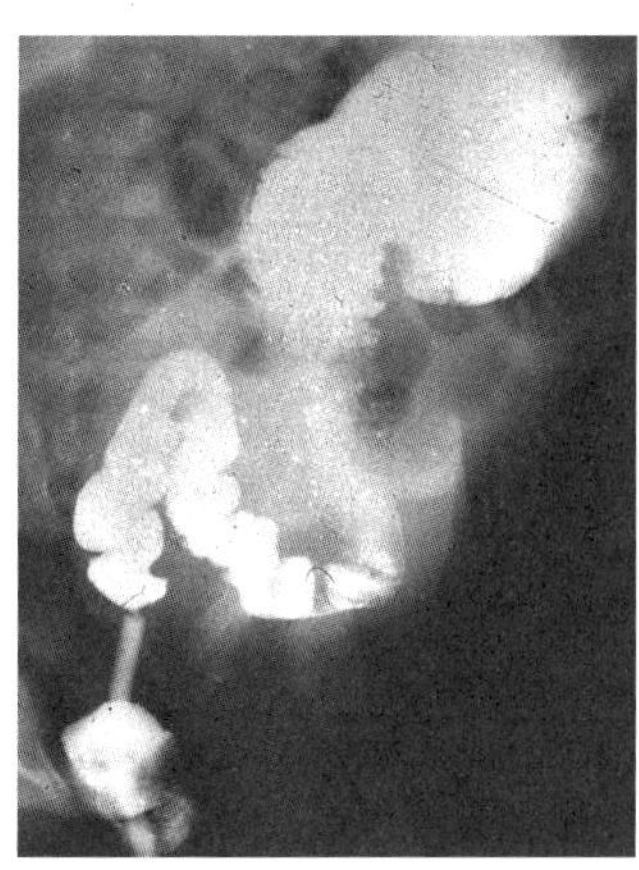
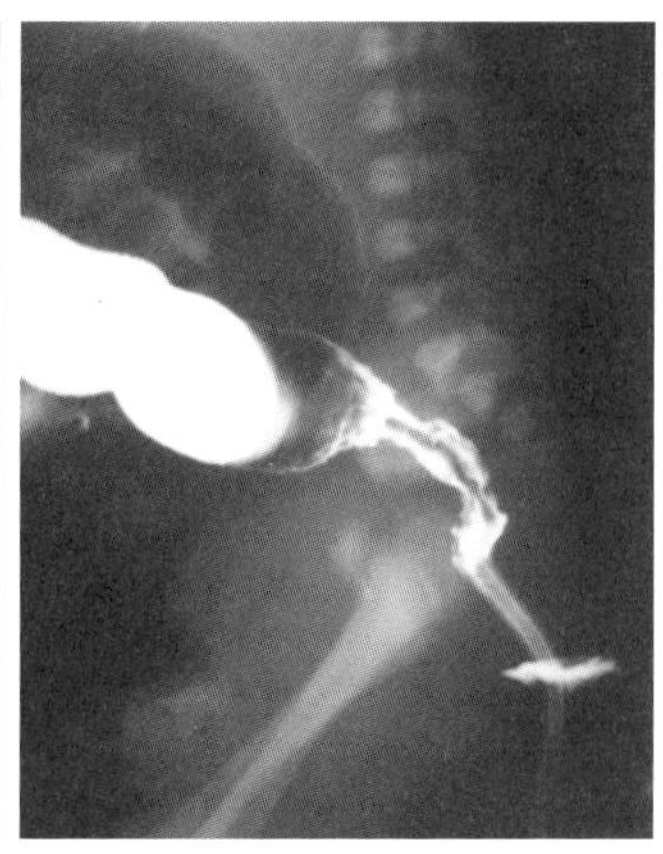

写真10　ヒルシュスプルング病の注腸透視写真
右は直腸に限られた短い病変範囲。
左はS状結腸を越えて下行結腸に及ぶ長い病変範囲。
ともに拡張した結腸とそれより肛門側に収縮した狭小部を認める。

センチのところに留まっていることもあれば、それよりも長く、中には結腸全体に及んでいることもある。病歴を確かめ、現症を見定めることで、ヒルシュスプルング病の疑いを持つことができるが、病変範囲を同定するためにはX線透視下に肛門から造影剤を注入する検査（注腸透視）が必要になる。それによって、写真10のような収縮した個所とその口側の拡張した腸管を同定できればそれでおおよその診断が可能になり、しかも病変範囲も知ることができる。診断が成立すると、次の手段として壁内神経細胞のある最後部にやがて根治手術を行うまでの一過性の人工肛門が作成されるが、その前に、強度に拡張した結腸を減圧する手段が講じられる。それは、拡張した結腸の粘膜が停滞する便汁やガスによって破壊されて激しい腸炎を併発していることが多く、そこから腸内細菌が全身に移行して敗血症に陥っている子どもたちもおり、その状態で手術することから生じるリスクを避けたいがためである。

拡張した結腸を減圧させるための手段として、腸内を洗浄する洗腸という手段がとられる。これは肛門から数センチの長さに盲目的に挿入したカテーテルを通して注射器で生食水を注入し、腹部をマッサージしながら、便をガスとともに回収する操作を繰り返して行う処置法である。

私は、病院が開設された昭和四五（一九七〇）年から一年間に七例のヒルシュスプルン病を経験した。はじめの四例は病変部が写真10の右のように直腸に留まっていたので、カテーテルを拡張したS状結腸下端にまで盲目的に届かせることができ、そこで洗腸を行うことができた。しかし、続けて経験した三例は左の写真のようにS状結腸を越えた長い病変部を有する症例であり、拡張した腸管が下行結腸より口側にあった。だから、洗腸を行おうとしても生食水をそこまで届かせることが難しく、かりに一部がそこに届いたにしても動きのない病変部を通して回収できなかった。したがって、洗腸の効果の得られないまま、つまり便汁やガスの滞った写真9のような状態で緊急手術として人工肛門を造らざるを得なかった。案の定、三例ともが術後に敗血症を併発し、そのうちの一例は瀕死の状態に陥って長く厳重な治療が必要になったのである。

経肛門チュービング法の開発

この苦い経験をした私は、肛門から拡張した結腸にまでなんとかカテーテルを誘導する方法がないものかと考えた。そうしない限り、そのうちに死亡例をつくることになると怖れたのである。

鼻から胃内へ誘導してそこに溜まる液体を排出させるために開発された、ポリ塩化ビニール製の胃食道用カテーテル（サンプカテーテル）がある。このカテーテルは八〇センチメートル以上と長いので、これを用いれば、肛門から病変部を超えて拡張した結腸にまで誘導できるのではないかと考えた。しかし、これを胃内へ挿入する時と同じように肛門から盲目的に挿入するのでは、先端が曲がりくねった結腸のどこかにつかえて、下手をすればそこを破る（医学的には穿孔させる）危険性があった。それを避けるために考えたことは、診断のための注腸透視検査に引き続いて透視下に行うことであった。そうすれば、造影剤が腸管内に残っているので、腸管とカテーテルの先端の位置を確認しながら進めることができるのではないかと考えたのだ。

次に経験された長い病変部を有する症例にこの手技を初めて試みた。昭和四六（一九七一）年のことである。注腸透視によって写真11の右のような下行結腸上端までの長い病変部を同

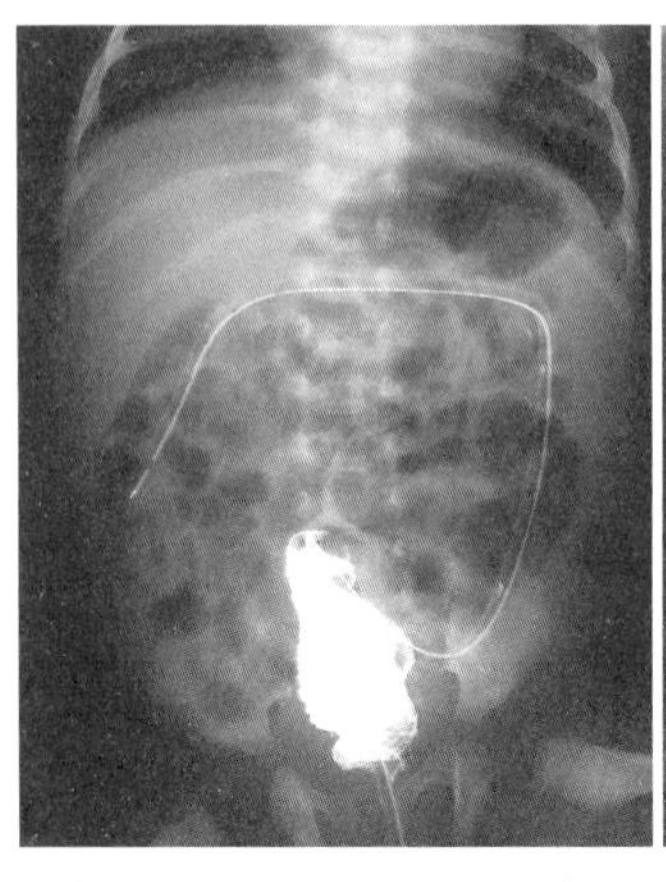
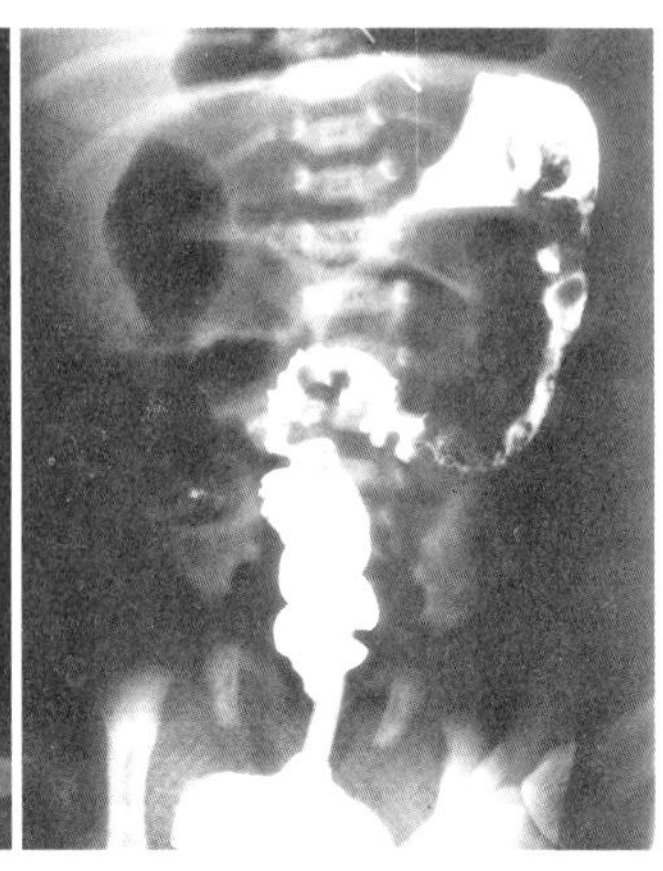

写真11　経肛門チュービング法
写真右の下行結腸までの狭小部位を超えて、減圧カテーテルが左のように上行結腸にまで挿入された。ここで洗腸をすると、腸閉塞は一気に解決された。

定できた。そこで、子ども用に作られた三・三ミリメートル径のサンプカテーテルをＸ線透視下に肛門から誘導していった。すると、予想されたようにＳ状結腸の頂点で突き当たって進まなくなった。そこで、右手でカテーテルを出し入れしながら、左手で腹壁から圧迫してその先端の方向を腸軸と平行になるように変えて行くと、そこをうまく通り抜けることができた。さらに口側へ誘導すると、Ｓ状結腸から下行結腸へ移行するところでまたつかえたが、ここでも同様の操作を行って通過させ、ついに、先端を下行結腸にまで誘導できた。そして、その後は左の写真のように一気に拡張した上行結腸にまで進めることができた。すると、便汁とガスがカテーテルを通して飛び出してきたのだ。そして、そこで洗腸を行うと、赤ちゃんの腹部は一気に平坦にまで凹んでしまったのである。

そして、このカテーテルからの洗腸を繰り返しながら管理することで腸閉塞を解決させ、そのうえで数日を経口摂取も進めたうえで、予定手術として人工肛門を造ることができたのである。

この経験に勢いを得た私は、長い病変部で直腸からの洗腸では効果の得られない症例に限ってこの管理法を取り入れた。

予期しなかった反応

やがて、四年が経った昭和五〇（一九七五）年にそれまでの資料を集計した。そして、二三例のヒルシュスプルング病のうち一三例にこの管理法が行われ、いずれも思惑どおりにいっていたことを確認できたので、同年六月の全国学会で「新生児ヒルシュスプルング病の術前管理」と題して公表した。

その時に用いた図8のような手書きのスライドが残されていた。そこには、この手技の利点として、

・拡張腸管の減圧が確実にできる

・洗腸操作が容易
・腸炎（炎症所見）が改善される
・経口摂取が可能になる
・術後が安定している

の五項目が挙げられていた。そして、最も危惧される操作中の穿孔の恐れに対しては、

・透視下に行う
・カテーテルの先端を腸軸と平行に進める

ことで解決できるとしてあった。

私は確かな手ごたえを持って臨んだつもりであり、多くの賛同が得られるのではないかと期待していたのだが、あにはからんや、全く予期しなかった反応が待っていた。報告が終わるといきなり司会者から、「こんな危険な手技をなぜ行わねばならないのか、穿孔することが目に見えている」と一気にまくし立てられたのである。つまり、聴衆との討論を指揮するという本来の立場を差し置いて、司会者が否定的な私見を初めに述べるという通常ではありえない事態が起こったのである。そして、聴衆の意見を聞かされることもなく壇上から降りるように命ぜられた。全く予期していなかった事態に、まさに茫然と我を失った私は、何の反論もせずに

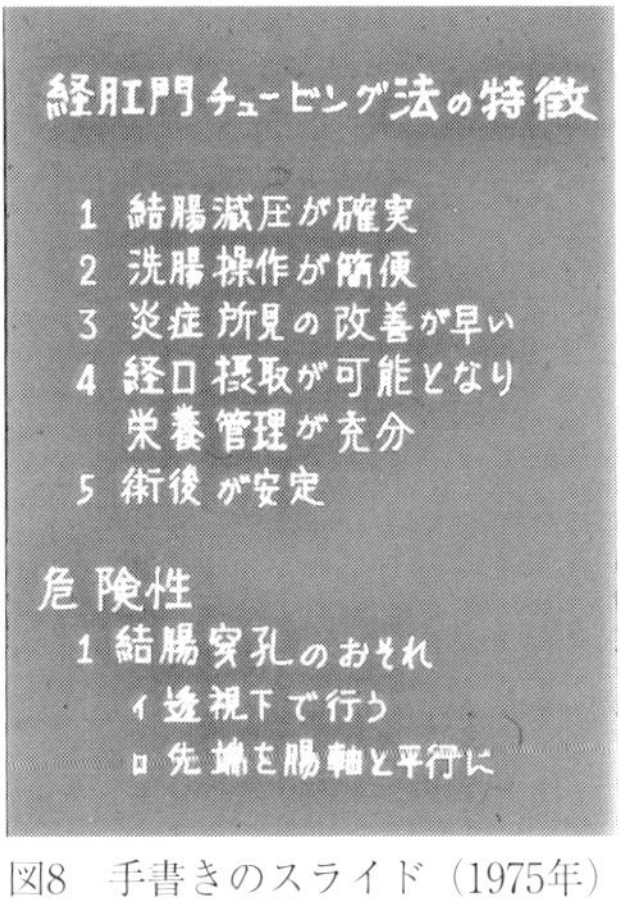

図8　手書きのスライド（1975年）
初めて公表した時に用いられた。

下ったことを憶えている。

私はこの報告を済ませたあと、引き続いて紙上論文にまとめようと思っていたのだが、自分とそれ程年齢の違わない司会者からの厳しい反応に私のプライドはしばらく立っていられない程に傷つき、がっかりしてそのあとの活動意欲を削がれてしまったのである。しかし、だからといってこの管理法を止めようとは思わなかった。それは、この手技を求める子どもたちに立派に答える臨床があったからである。そして、もっと経験を積んでから必ずや見返してやると心に誓ったのである。

私はそれから一〇年の歳月を雌伏した。その間にヒルシュスプルング病の経験は一一二例に達し、そのうちの六〇例でこの管理法を安全に施行することができた。穿孔例なぞは一例たりとも生じなかった。そこから、いよいよ逆襲の時が来たかと思っていたところ、ある出版社から教科書を作りたいのだがヒルシュスプルング病の項を執筆してくれないかという依頼があった。私はその編者に「私が行っている術前管理法としての経肛門チューービング法について記述するがそれでも良ければお引き受けする」と資料を添えて返答した。編者はなんのためらいもなくそれを認めてくださった（資料9・10）。

こうして、屈辱にまみれた私の発想は、苦節一五年を経た昭和五九（一九八四）年になって初めて紙上に明らかにされたのである。私がこの報告を学会で行った時は三七歳であったが、なぜあのようなひどい仕打ちをうけたのか、その後に、「あれは他意をもった意図的な発言」という恐ろしいのも含めていくつかの憶測を聞かされたことはあったが、真相は今になっても不明のままである。ただこれを契機にそれまで抱いてきた私の学会に対する畏敬の念が激しく揺らいだことは確かである。

資料９　長屋昌宏：ヒルシュスプルング病　小児外科マニュアル―術前、術後管理―、角田昭夫・秋山洋選集、国際図書出版、一九八四年．

資料10　加藤純爾、長屋昌宏、他：ヒルシュスプルング病、一期的根治術のための経肛門的減圧チューブの留置について、日本小児外科学会誌、二〇〇二年．

臍ヘルニア（出べソ）の手術

悪ガキであった私は、友人とケンカになると、「ヤーイ、ヤーイ、お前のかあさんで出べソ」といってはやし立てたものである。腹の真ん中にある臍（へそ）は、胎児期の臍の緒の名残であり、生後には何の働きもないのだが、それのあるなしは、人の性格形成にかかわるほどの影を残している。また、その形状は最近の女性の夏のファッションで大切な関心事になっていると聞く。

臍の発生と解剖

一枚のプレートとして形成された胎芽の体壁が妊娠一二週ごろまでに臍の緒に至る過程については、すでに別稿「臍帯ヘルニアと腰椎」に詳しく記した。

出生と同時に胎盤との血流連絡の途絶えた臍の緒は、役目を終えたかのように枯れて行き、約一週間で脱落する。枯れ果てた臍の緒の腹壁付着部は医学的に瘢痕とよばれる線維組織に置き換えられ、それが腹膜に癒着して沈んでいく時に周辺の皮膚を内側へ引い込む力になっ

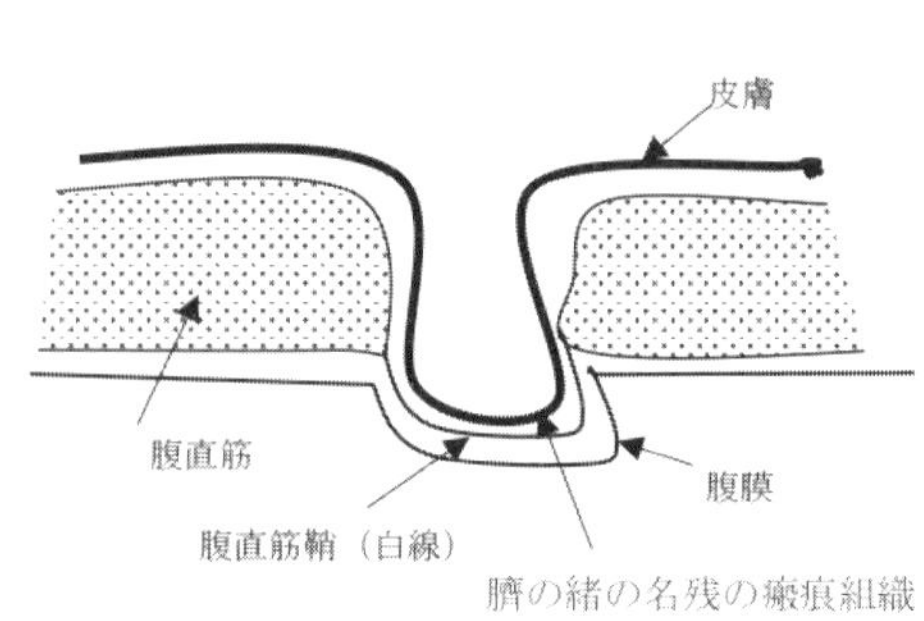

図９　正常の臍の解剖

て、臍のくぼみ（臍窩）が形成される。そして、臍帯基部を狭めてきた腹直筋鞘の収斂が最後のところでこの瘢痕組織によって妨げられ、その周辺をリング状にとりまいて、いわゆる臍輪を形成する。したがって、臍の底部は図９のようにこの瘢痕組織のみで、その向こうは筋層を欠き、すぐに腹直筋鞘（白線）と腹膜なのである。

臍の病気

臍に関わる先天異常のうち、臍帯ヘルニアや先天性腹壁破裂はすでに別稿で記述したが、それ以外にも、臍腸管が閉鎖せずに遺残したり、尿膜管が開いたままになったりする先天異常もある。これらを伴うと、臍から便汁がもれ、また、尿が溢れてくる（別稿・臍帯ヘルニアと腰椎を参照）。

こういった先天異常とは別に、臍の緒が脱落した後の腹直筋の収斂が進まず、広い臍輪（さいりん）のまま残ることがある。すると、臍の底を成す瘢痕組織と腹膜のみでは赤ちゃんの啼泣などで上昇する腹腔内圧をかわし切れず、焼餅のたんこぶのような機転で臍の底が腹膜を付けたまま図10、

写真12上部のように飛び出してくる。この状態が出べソ、すなわち臍ヘルニアである。ヘルニア内へは小腸の一部が脱出し、押してやるとグル音を発して腹腔へ戻る。

また、腹直筋鞘の収斂は生後一年余りまで続くので、一旦臍ヘルニアになったとしても、その後で臍輪が狭まることがあり、その時に脱出していた臍の底部が腹膜とともに元の位置に収まっていけばそれで何の問題も生じないが、稀に、臍の底部が突出した状態で臍輪が閉じてしまうことがある。すると写真12下部のように余剰の皮膚が皺々になって鎮座するが、この状態

皮膚
腹直筋鞘
腹膜
ヘルニア門（臍輪）
腹直筋

図10　臍ヘルニアの解剖

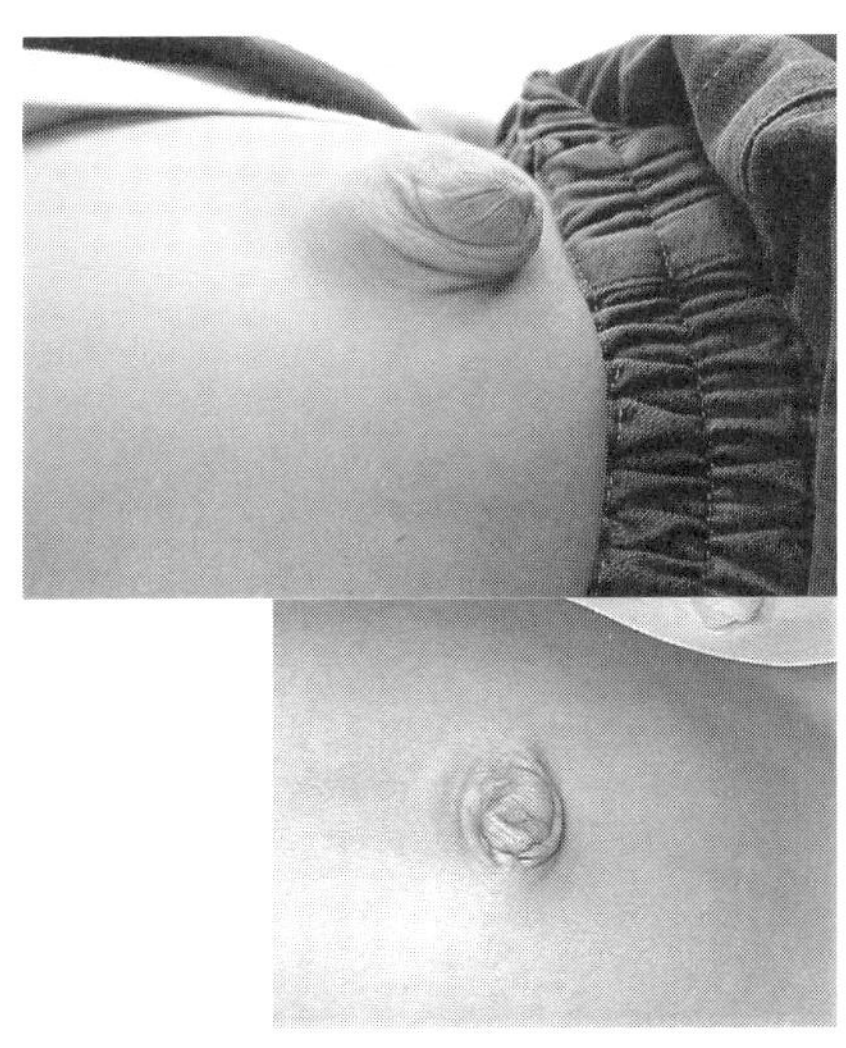

写真12　臍ヘルニアと臍突出症
上方が臍ヘルニア
下方が臍突出症

を臍突出症と言っている。

臍ヘルニア（出ベソ）の管理

前述したように臍輪の収斂は生後一年余りまで続くので、相当大きく脱出した臍ヘルニアでも、それまでは手術を急がないのが原則である。その間を硬貨などで作ったプレートで臍部を圧迫して蓋をするように指導する人もいるが、私の経験ではあまり有効とはいえず、固定する絆創膏などで皮膚炎も生じやすいので勧めてはいない。そして、臍輪の大きさを自分の指の先で測りながら追跡していき、一歳を過ぎた時になお私の示指が通る程であると、これは治りにくいので手術をしましょうと告げる。もし、臍輪が順調に縮小してきて、示指が通らなくなっていたら、その時点で臍ヘルニアを認めても今しばらくを追跡する。そして、二歳近くになっても同様であると手術の話をするようにしている。

一方、臍ヘルニアであった子どもの臍輪が閉鎖した後、臍突出症という形で余剰になった皮膚が残った場合には、機能的にはなんの障害もないので積極的ではないが、社会的、精神的な観点から手術をして形を良くしましょうと話す。

臍ヘルニアの手術の理論背景

私は臍ヘルニアの手術法に疑問があった。それは国内外の教科書にある手術法が臍の解剖から考えて理にかなっているとは思えなかったからである。そもそも、ヘルニアという言葉は、鼠径ヘルニア（脱腸）や椎間板ヘルニアのように、体壁や体内に生じた隙間を通って、臓器の一部が本来の位置から逸脱した状態に対して用いられる。そこからヘルニアの手術法の基本はその隙間を閉じることにある。臍ヘルニアをそこに沿って考えると、手術の基本はヘルニア門、すなわち臍輪を閉じることになり、実際にどの教科書を見ても離開している左右の腹直筋鞘を正中に寄せて閉鎖すように記されている。そして、そのあとで、皮膚を成形して臍を形成する方法がいろいろと論じられているのである。これが従前から、そして、おそらく現在も続けられている臍ヘルニアに対する手術法の考え方である。

私も初期にはこの考え方に沿って臍輪を縫合閉鎖したうえで、皮膚を成形して臍を造っていた。しかし、術直後こそはくぼみのある臍に形成されたと思えても、一年、二年と追跡していくと、造られたはずのくぼみがなくなって平坦になってしまうのだ。そして、平らになった腹壁に成形した皮膚の瘢痕だけが醜く残った状態になり、決して満足できる出来栄えにはならなかったのである。

そこで、手術法のどこが間違っているのだろうと考え、正常の臍の解剖を整理し直してみた。

そして、図９のように臍の底部を成す臍の緒の瘢痕組織は腹膜と癒着して臍輪を貫通しており、この部分は筋層を欠いていることに気がついた。そこを無視してヘルニアの一般的な理解に沿った術式、すなわち、ヘルニア門である臍輪を閉鎖してしまうことが間違っているのではないかと考えた。そして、そのような術式を採るがために正常の解剖とは異なった構造になり、その上で皮膚をいかように成形したとて、それは一時的な形態に留まり、やがて周辺の皮膚と同じ状況に陥ると理解し直したのである。

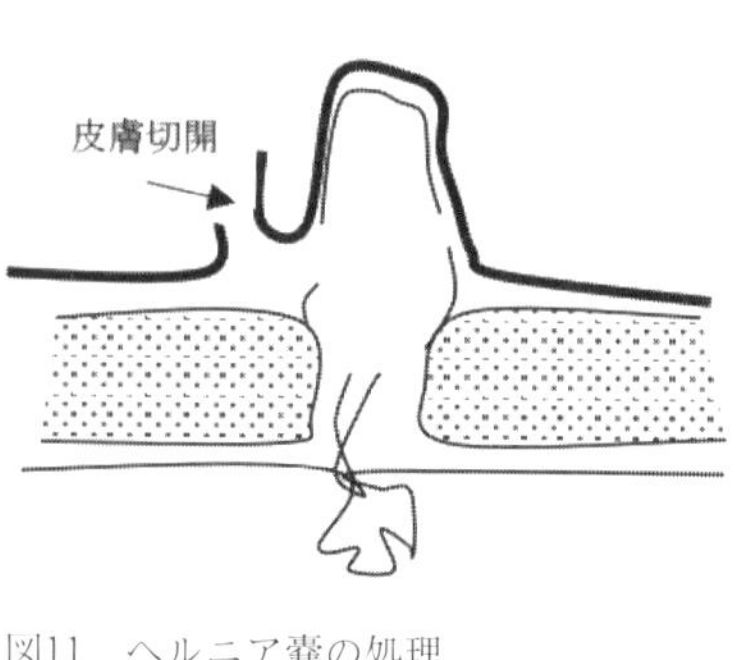

図11　ヘルニア嚢の処理
ヘルニア嚢を結紮して腹腔内へ落とす。

私の手術法（資料11・12）

そこで、臍輪のあまりに広い症例ではそれを縫縮することはあるにしても、少なくともそれを小指頭大の広さで開けたままにして、その中へ突出した皮膚の底を引き込む術式をとれば、正常の解剖に近い構造が再現され、深い臍窩になるはずだと考えた。

昭和五九（一九八四）年に新しく考案した術式を行った。そのあらましを図に示した。つまり、図11のように、臍ヘルニアの基部の下方に半弧状の皮膚切開を加え、ヘルニア嚢を

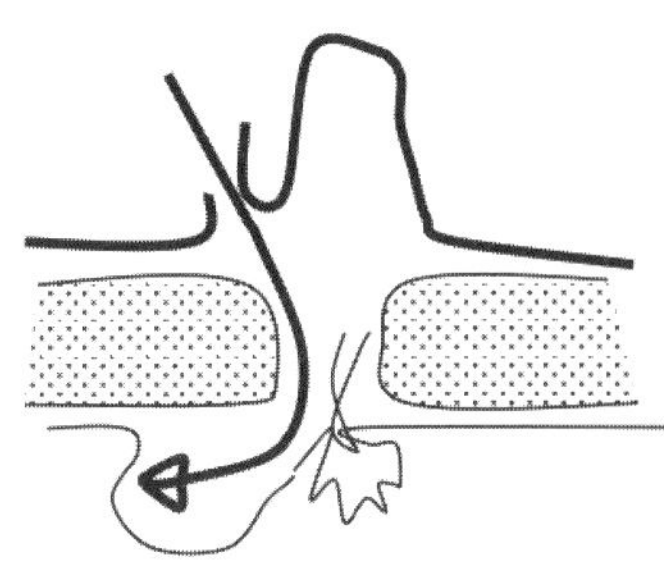
図12　腹膜前に小ポケットを作成

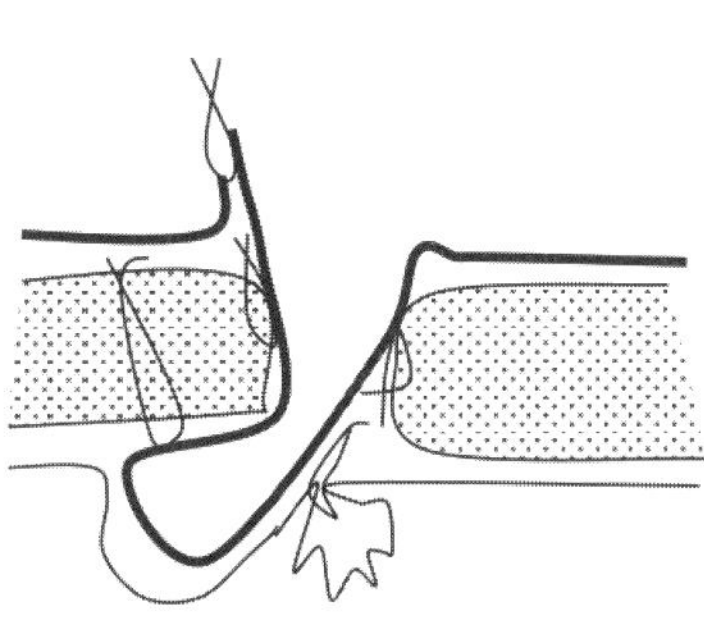
図13　突出した皮膚を反転してポケットへ引き込み、周辺と固定する。腹直筋鞘（臍輪）は閉鎖しない。

構成する腹直筋鞘（白線）を小切開してその内側の腹膜に達し、これを全周に剥離する。そして、嚢から切離した腹膜を、ヘルニア門（臍輪）を越えて剥離し、そこで結紮して腹腔へ落とす。

ここまでは既存の術式と同じ操作である。そのあと、図12のように、腹膜と腹直筋後鞘の間の腹膜前組織を極めて慎重に尾側へ剥離して、ここに新たに小さなポケットを作成する。そして、ヘルニア門である臍輪が有意に広い場合に限って、その大きさが小指頭大になるまで腹直筋を縫縮するが、そこに留めてそれ以上は縫合せずに開放したままにする。つまり、ヘルニア門を完全には閉鎖せずに残すのである。そして、そのあと、図13のように、突出している皮膚の頂点を内側に反転して、新たに作成したポケットへ引き込み、周辺の組織と縫合固定するのでる。臍突出症の場合には、同様の操作で腹直筋前鞘に達し、ヘルニア門にあたる部分で、小切開を加えて腹膜前組織に至

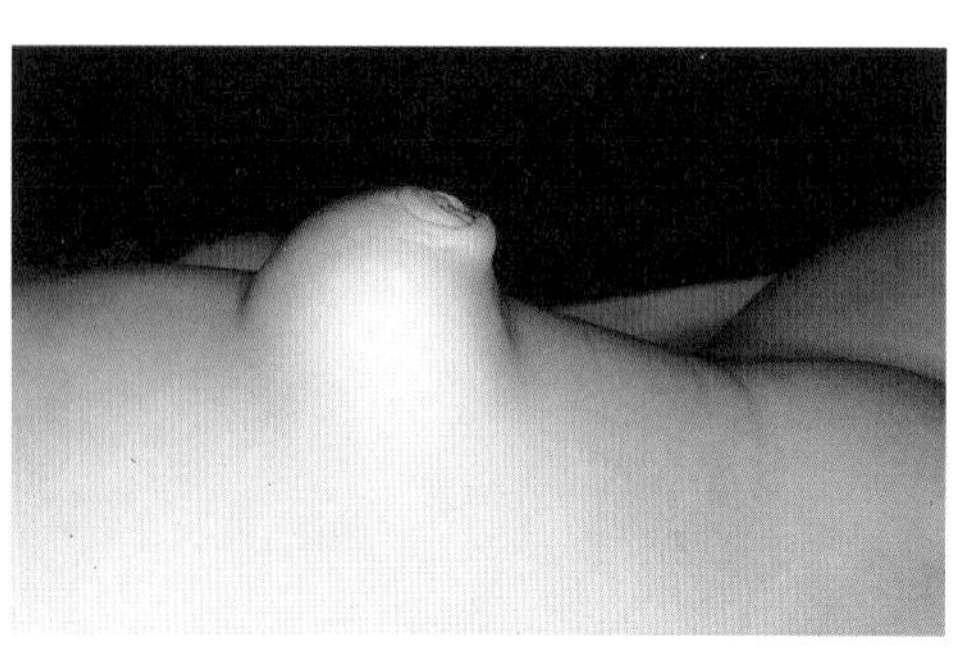
写真13　臍ヘルニア

写真14　術後
深い臍窩のある臍になった。

る。その後の処理はヘルニアの場合と同様である。

写真はこの術式のとられた一例である。写真13のような臍ヘルニアであったが、写真14のような深い臍窩のある臍が形成されている。

その後の一八年間に二五〇例近くの子どもたちにこの術式を行い、いずれも満足できる結果を得ることができた。

この新術式の特徴は、臍輪を閉鎖せずに残すことであり、それと、深い臍窩を形成するために、腹膜前に小さなポケットを作成するところにある。それを行うにあたって案ぜられることは、ヘルニアの再発であったが、臍輪が大きすぎる場合には小指頭大まで縮めることと、そこへ反転した皮膚を引き込んで間置することで防ぐことができた。今一つの案ぜられたことは、腹膜前組織の剥離が難しいことであった。そこにポケットを作ることがこの術式の大きな特徴であるが、もし誤って腹膜を損傷でもすれば、それはそのまま術後の感染などの合併症に繋がるからである。だからこの操作には細心の注意を払い、時間をかけて慎重に行う必要がある。

臍ヘルニアをヘルニアの一般的な概念から理解して、ヘルニア門である腹直筋鞘を閉じてしまうという旧来の術式を、解剖学の復習から考え直した取り組みであった。

資料11　S Tanaka & M Nagaya: Newly designed surgical procedure for umbilical hernia, Presented at the 8th AAPS, 2002.

資料12　新美教弘、長屋昌宏、他：ヘルニア門を直接縫合閉鎖しない臍ヘルニア手術、小児外科、二〇〇五年．

第6章

在宅医療を支える

総論・子どもたちの在宅医療

三十数年にわたって先天異常の外科に取り組み、それを終えてからすでに一五年近くを経て、今いろいろのことが思い出される。困難な手術を乗り越えて救命できた子どもたちの中には、新しい命を授かることができたという朗報を寄せてくれる人もおり、それはその都度、にんまりとした気分にさせてくれるのだが、やはり、ある障害を遺して社会へ送り出した子どもたちのことが気になって仕方がない。あの子は今どうしているのだろう、まっとうな生活ができているのだろうかと思い出される。

別稿「赤ちゃんの外科の紹介」に示したように、私が現役を勤めた三十数年のうち最後の一四年間（一九九〇―二〇〇三年）に経験した一〇八〇例の新生児外科症例では、九三・六％を救命できており、それから一五年以上がたった現在ではさらに向上した成績になっていると思われる。しかし、この数字はあくまで救命率であり、その中には助かったものの、いろいろな障害を遺しているこどもたちが含まれている。その実数は対象をどこに置くかによって定めにくいが、そこには、宿命的な障害が原因になった子どもたちとともに、私が管理に難渋し、ついにはある障害を遺さざるを得なかった症例も含まれている。そういった子どもたちの多くは退院後も家庭（在宅）で何らかの医療行為を行いながら生活している。

平成一七（二〇〇五）年時点で、私たちの病院で在宅医療を支援している子どもたちは三六〇名であった。このうち、私が直接かかわった症例は二一二名であるが、そのほかに、未熟児の慢性肺疾患（BPD）や筋ジストロフィー、そして脳性麻痺の呼吸管理なども含まれている。その内訳を表1に示した。外科として最も多かったのが排尿困難から間歇的自己導尿を行っている子どもたちで八九名であった。これは、脳外科の範疇にある二分脊椎症の排尿障害の管理も行っているからである。そして、栄養障害から在宅経静脈栄養法（HPN）とか成分栄養剤の摂取になっている子どもたちが一八名いた。さらに気管狭窄や横隔膜ヘルニア術後などの呼吸不全から気管切開されている子どもたちが三七名おり、うち六名が在宅で人工換気療法を続けていた。

表1：小児の在宅医療の実態（2005年時点）

管理内容	総数	外科
間歇的自己導尿	95	89
胃瘻	79	46
経静脈栄養法	8	7
成分栄養剤摂取	18	11
気管切開	69	37
酸素吸入	54	16
人工換気療法	28	6
自己注射	9	0
計	360	212

私たちの病院では、外来に在宅医療支援室という部所を設け、そこに専任看護師を配置して、患児と家族の支援を行う体制を用意している。そこに専用のデータベースを作って、在宅医療に必要な物品管理の全てを行っている。と同時に、子どもたちの成育状況や家族の介護疲労などの精神状態も把握している。そして、そこから必要があれば、レスパイト入院などの助言を主治医に上申してくる仕組みになっている。

在宅での人工換気療法

自力の呼吸だけでは生命を維持できず、何らかの呼吸補助が必要になる子どもたちがいる。その原因としては、遺伝子異常などから睡眠時に限って呼吸運動が止まってしまうといった宿命的な病態と、種々の基礎疾患から有効呼吸面積の絶対的な不足という現時点で解決の方法の定まらない病態とがある。前者には、睡眠時低換気症候群があり、後者には、横隔膜ヘルニアなどに伴う肺の極端な低形成や気道を妨げる気管狭窄などがある。これらの子どもたちは、出生直後から長期にわたって酸素吸入から人工換気療法に至る何らかの呼吸補助が必要になる。とくに人工換気慮法の必要な子どもたちは、入院したままでの生活になることが多かったが、その中で、在宅でそれを行う体制が模索された。

睡眠時低換気症候群の子どもたち

最近になって睡眠時無呼吸という言葉がよく聞かれ、夜間のマスクによる呼吸補助が勧められているようであるが、それとは異なった赤ちゃんに特有の睡眠時低換気症候群がある。これは、オンディーヌカース症候群とも呼ばれる先天異常で、すでに二〇〇三年に関連遺伝子（*Phox2B*）の変異が同定されている。私の経験は五例であるが、うち二例はヒルシュスプルング病を合併した。

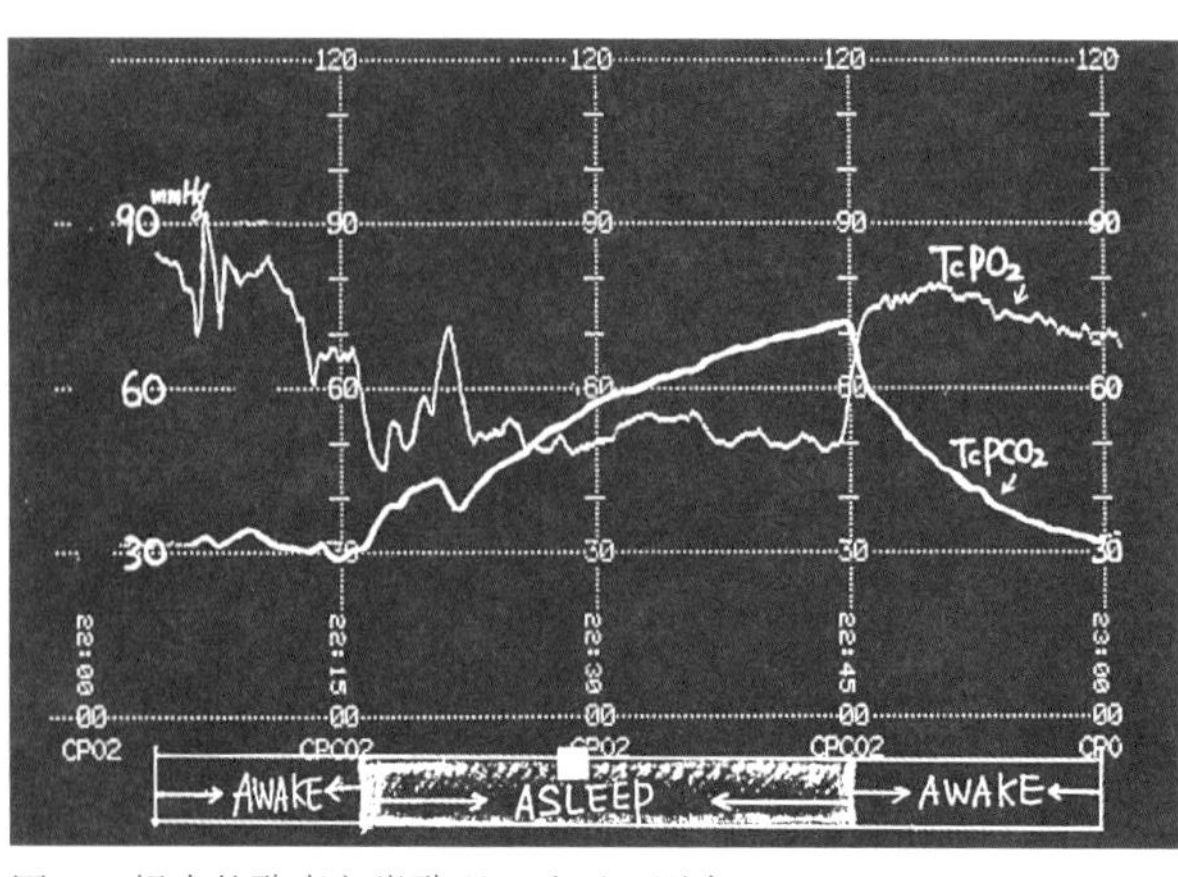

図１　経皮的酸素と炭酸ガス分圧の測定
睡眠（Asleep）に入るとともに炭酸ガス分圧（$TcPCO_2$）が著しく上昇していき、覚醒（Awake）すると下降している。

タカちゃんは昭和五八（一九八三）年の症例である。腹部膨満を主訴に生後二日に入院した。そして、四日目に、全結腸を超えて小腸におよぶ長い範囲のヒルシュスプルング病と診断されて、トライツ靭帯（小腸の始まる部分）から一〇センチメートルの小腸上部に人工肛門が造設された。

術直後から眠りに入ると呼吸の止まることが看護師によって発見され、睡眠時無呼吸の疑いから、睡眠時に限った人工換気療法が開始された。図1は経皮的酸素（$TcPO_2$）と炭酸ガス（$TcPCO_2$）分圧を連続的にとらえた記録であるが、睡眠

（Asleep）に入るとともに$TcPCO_2$が著しく上昇していき、覚醒（Awake）すると下降して行くところがとらえられている。ここから睡眠時低換気症候群と診断された。そして、生後七カ月に気管切開を受けて長期の人工換気療法に備えられている。タカちゃんは残存小腸が短くなったために、経口的なカロリー摂取だけだは不十分で、経静脈的な栄養補助（ＴＰＮ）も必要であった。

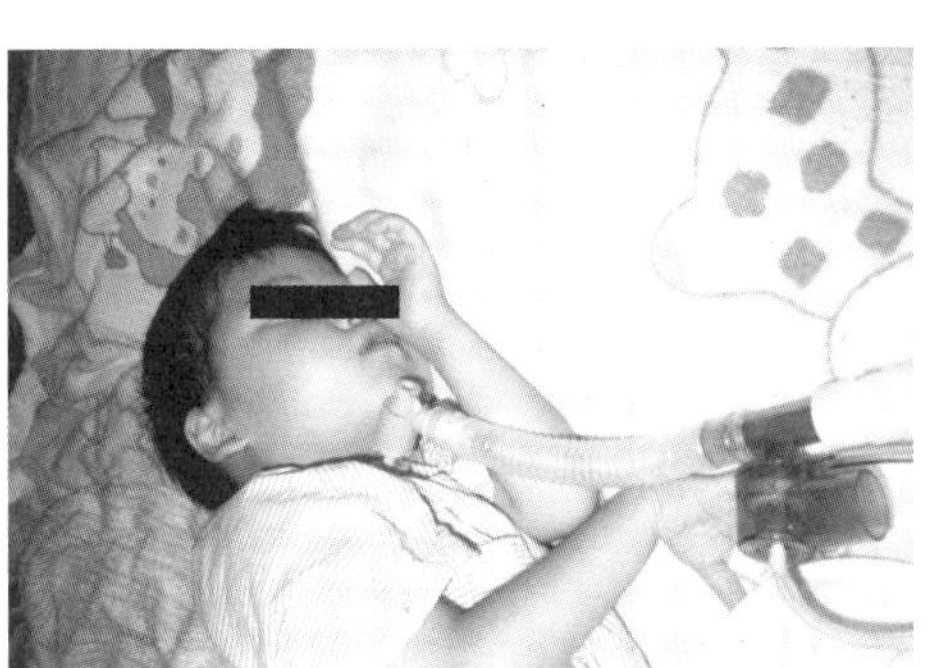
写真１　在宅で人工換気療法を受ける

この状態で成長が待たれ、二歳一カ月で全結腸型のヒルシュスプルング病に対する根治手術が行われた。しかし、それ以降もＴＰＮからの離脱は困難であり、いろいろな経腸栄養剤の使い分けを行うなどの付加治療が必要であった。そして、四歳になった頃からようやく経口摂取が進み始め、ＴＰＮから一旦離脱できた。一方、呼吸に関しては、在宅用に開発された人工呼吸器が用意され、家族がその取扱い方を修得できたところで退院に漕ぎつけた。この時すでに五歳一カ月になっていた。写真１は自宅で人工換気療法を受けながら眠っているところである。しかし、小学校へ入学するとともにストレスがかかったのか腸管機能が不調になり、なんらかの栄養補助の必要な状態になった。私は、ようやく獲得できた家庭での生活を再度の入院によって崩したくなかったので、ＴＰＮを在宅で行う在宅経静脈栄養法（ＨＰＮ）を勧めたところ、家族もそれを進んで受け入れてくれた。一九九〇年、タカちゃんが七歳六カ月の時である。それ以降、タカちゃんは、在宅のまま夜間のみのＨＰＮと睡眠時の人工換気療法を合わせて受ける生活になった。

この体制を維持しながら教育を受け、二〇歳になった二〇〇三年になってようやくＨＰＮから離脱できている。一方、睡眠時の人工換気療法はその後も続けられ、それは三二歳になる現在におよんでいる。今は社会人として働いている。

肺の極端な低形成を伴った子どもたち

いろいろな理由によって肺の形成が遅れ、それがおぼつかないまま生まれてくる子どもがいる。肺そのものの疾患によるものもあるが、多くが横隔膜ヘルニアという疾患に伴うものである。その病態については別稿「初めてのエクモ（ＥＣＭＯ）」に詳しく触れたが、高度先進医療によって急性期を乗り切った後で、合併した肺の低形成や人工換気法の後遺症から肺が傷み、重度の慢性肺疾患（ＣＬＤ）に陥っていく子どもがいる。私の二四九例におよぶ横隔膜ヘルニアの経験で一八例がそのような状況に陥り、何らかの呼吸補助から離れられなくなった。これらの子どもたちは、長期に入院させられるか、たとえ退院できたにしても、気管支拡張薬を投与されながら、在宅で酸素吸入ないしは人工換気療法を受ける生活を強いられる。

リエちゃんは平成三（一九九一）年の症例である。生後六時間に呼吸不全のために入院した。右横隔膜ヘルニア（写真2の上部）と診断して緊急手術を行い、その後に続いた重篤な病態も人工肺による呼吸循環補助（エクモ）と人工換気法などの当時に最新の医療によって乗り切ることができた。しかし、リエちゃんの下肢の動きの悪いことに気づかれ、それが、写真2の下部のような胸部脊椎の大きな変形とそこに生じた腫瘤によって脊髄が圧迫されていることに基

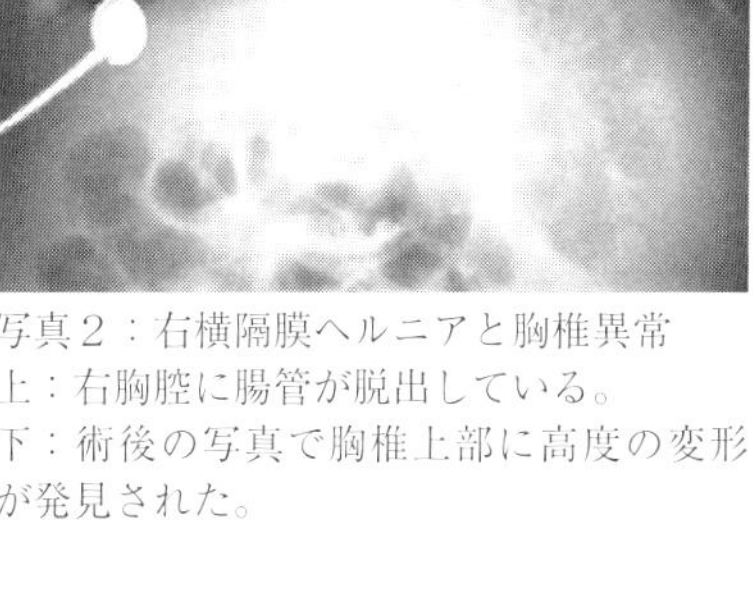

写真２：右横隔膜ヘルニアと胸椎異常
上：右胸腔に腸管が脱出している。
下：術後の写真で胸椎上部に高度の変形が発見された。

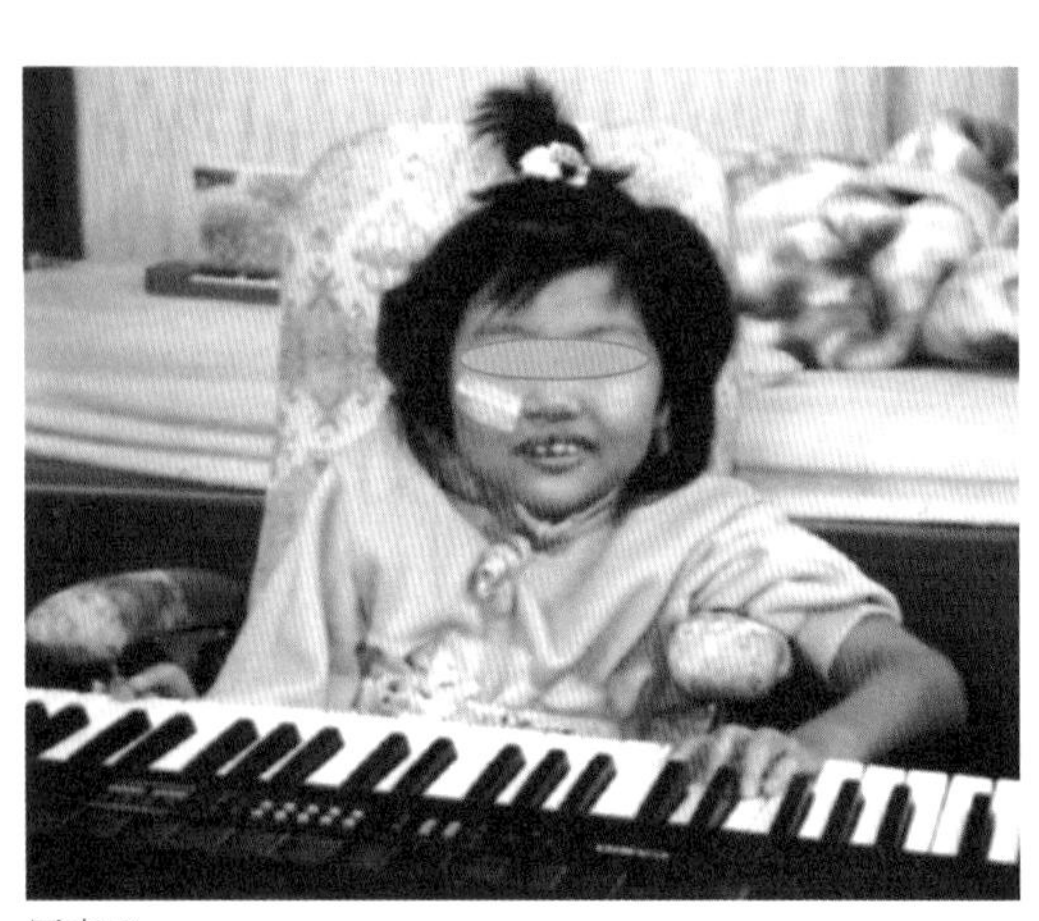
写真３
在宅で人工換気を受けながら入学した。
訪問教育（音楽）を受けている。

づいていると診断された。そこで、生後一四日に再手術を行って腫瘍を摘出したが、胸から下位の神経麻痺から回復してこなかった。そのために横隔膜ヘルニアに伴う肺の低形成に肋間筋などの呼吸筋麻痺が加わって呼吸不全に拍車がかかり、人工換気療法から離脱できなくなった。やむを得ず、生後五カ月に気管切開を行った。

母が日系二世のブラジル人で、母国で看護師をしていたこともあって、病態をよく理解でき、積極的に医療に参加してくれた。私は、このご両親ならば大丈夫と思われたので、リエちゃんが五歳になったのを契機に在宅人工換気療法に切り替えた。父は、彼女の生活に合わせて室内を改装して受け入れてくれた。それ以降リエちゃんは、両親の慈愛に満ちた介護を受け、精神的に急速に成長していった。両親は積極的に外出を試み、コンビニでの買い物や、水族館見学などもしてリエちゃんに社会の仕組みを学習させてくれた。そして、六歳になって地元の小学校へ入学した。写真３のように、訪問教育という形をとっての授業を受けたのである。

その後も在宅のまま弟とともに幸せな生活を送っていたが、非常に残念なことに、七歳四カ月で感冒に罹患した後、ライ症候群（注）を発症し、激烈な肝障害から亡くなってしまった。しばらくしてご両親は母国へ帰って行かれた。

これらの子どもたちは、おそらく不可逆的な呼吸不全がありながら、家庭で生活できるところまでに漕ぎつけたが、全ての症例がそうとはいかず、種々の理由から一〇年以上という極めて長い期間を入院したまま人工換気を続けねばならない子どもたちもいた。それらの多くが、慢性肺疾患（ＣＬＤ）が進行して世の中を知らないままやがて不幸な転機をとったのである（別稿・人工換気療法の弊害を参照）。

注　ライ症候群はウイルス疾患に続発し、意識障害に激烈な肝障害を伴い、極めて高い死亡率を示す疾患である。

在宅での経静脈栄養法（ＨＰＮ）

何らの理由から消化吸収機能の絶対的な不足に陥る子どもたちがいる。その原因としては、胎生期の異常や生後に生じた理由によって腸管とくに小腸の長さが極端に短くなるという物理的な病態と、腸の長さとしては正常にあるものの、主として運動障害からものを送られなくなる機能的な病態とがある。これらの子どもたちは、経口摂取だけでは生命を維持できず、経静脈的な栄養補給（ＴＰＮ）を極端に長い期間を通して受ける必要があり、場合によっては生涯におよぶ。

一九八〇年代前半までの私たちの病院では、入院させてＴＰＮを行う体制にあり、それが年余に及ぶとなると、子どもたちの成育に看過できない課題を残すことになった。つまり、出生直後からひとりで極めて長く入院する子どもと、わが子から離されてしまった母には、親子の絆が構築されず、それが互いにぎくしゃくした悲しい関係を生むことになったからである。その点に関してはすでに別稿、「悲しい仕返し」で詳しく触れた、やがてこの理不尽な状況を補うためのひとつの手段として子どもを退院させて家庭でTPNを行う医学、つまり在宅経静脈栄養法（HPN）が開発され、私たちの病院には一九八八年に導入された。HPNはこれらの子どもたちを含めた家族に多くの場合で朗報になって迎えられ、親は、それを行うための物品の管理はもとより、きちっとした清潔観念をもって点滴などの不慣れの医療行為を何もいとわずにむしろ喜びを込めて辛抱強く続けてくれた。そして、やがて中学生あたりに達すると、患児が自立してこれらの行為を親に頼ることなくひとりで行うことができるようになった。

ファイトの塊であった亮ちゃん

腸管機能の失われる一つの疾患として、未だによく理解されていない理由によって消化機能を維持できない病態がある。それは慢性特発性偽性腸閉塞症候群（CIIPS）と言われる先天異常である。CIIPSの病態は多方面から検討されているが、依然として分からないところが多い。少なくとも根治させる治療法は手術を含めて確立されていない。それのみかその多様な症状から管理に難渋する。つまり、腸管機能の障害が、時によって全ての腸におよんだり、また違った時には結腸のみが動かなかったりと変動し、それに合わせるような管理を迫られるからである。とくに、幼児期から小児期にかけて大きく変動していき、ついにはTPN

から離れられなくなることが多いのである。私のCIIPSの経験は七例である。その中で忘れられない一人の子どもがいる。すでにいろいろな形で明らかにしてきた症例であるが（資料1）、私が小児外科医として最も充実していた一九八〇から九〇年代をともに過ごすなかで、彼女からどれだけ多くのことを学び、そしてどれだけ勇気づけられたことか、そのことを思う時、彼女をここから外すわけにはいかないのである。

亮ちゃんは昭和五五（一九八〇）年の症例である。CIIPSのひとつの特徴とされる巨大膀胱と腹部膨満を主訴に出生直後に入院してきた。私にとっては初めての経験であったので、病態の理解をはじめ管理法も含めて一から学ぶきっかけになった。そして、すでに報告されている症例から、手術を行っても病態の根本的な改善には必ずしもつながらないことが分かり、私自身も、その都度変わる病態を追いかけるような手術は意味がないと思われたので、腸の動かない状況がどんなにひどくなったとしても手術を極力避ける方針で臨むことにした。

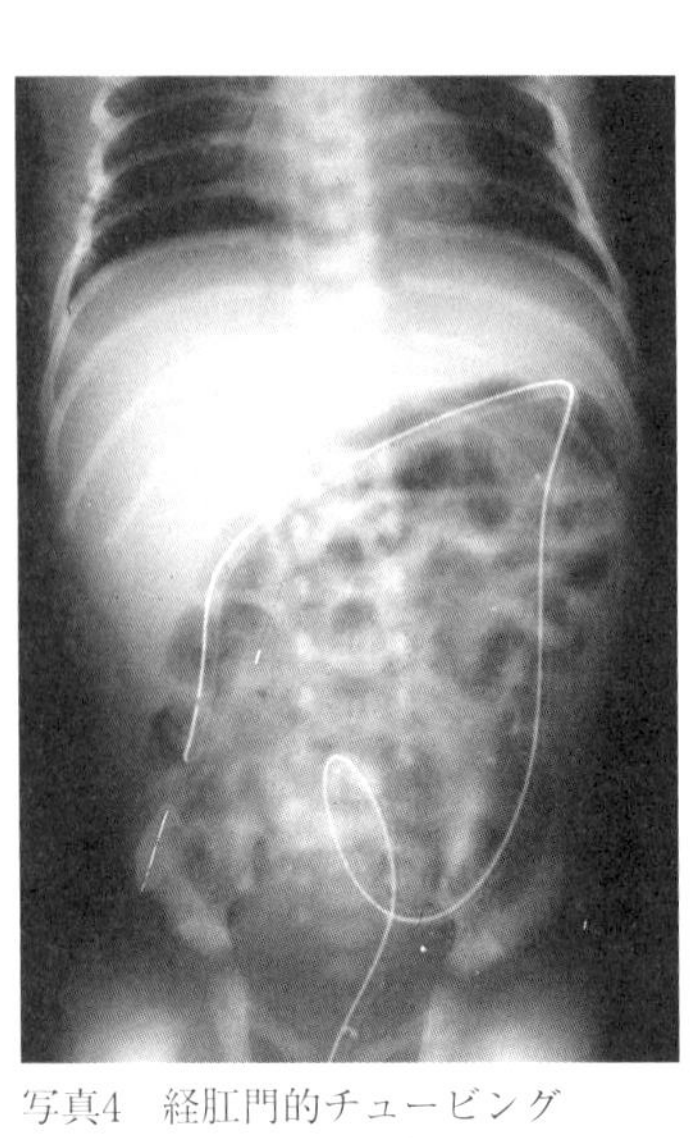

写真4　経肛門的チュービング
肛門から盲腸に至る全結腸にチュービングされている。

亮ちゃんの乳幼児期は比較的安定して

おり、動かない腸が結腸に限られていたので、写真4のように肛門から結腸全体にチュービングをして腸を洗う操作（別稿・経肛門チュービング法の開発を参照）を行うことで何とか管理することができた。とはいうものの、時には小腸も動かなくなり、ひどいときは胃までが動きを止めてしまうこともあった。一九八四年に残渣がほとんど残らないことから当時の宇宙飛行士が服用していた成分栄養剤が医療用に市販された。早速これを用いてみると有効であり、これのみで管理できるようになっていったん退院した。すでに五歳になっていた。

家庭での生活が始まり、やがて小学校へ入学したが、そのストレスからか腸管機能が悪化していった。そして、腸の動かない場所が結腸からより口側へ移動してしばしば胃にもおよび、そうなると口からの栄養摂取のできない日々が続いたのである。家庭での管理の限界と感じた私が、入院をしてTPNを行おうと勧めたところ、かつて五年間の長く辛い入院生活を思い出すのか、それとも、ようやくたどり着いた家庭の味を捨てたくないのか、亮ちゃんは、入院は絶対に嫌だと頑として受け付けなかった。

ちょうどその頃、TPNを在宅で行う医学が開発され、在宅経静脈栄養法（HPN）と呼ぶように統一された。そのことを話してみると、亮ちゃん親子は飛びつくようにそれを導入したいと訴えた。こうして私にとって新たな医療が始められた。平成元（一九八八）年のことである。危ういながらもHPNに慣れて行った亮ちゃんは、体力をみるみる回復させ、これが

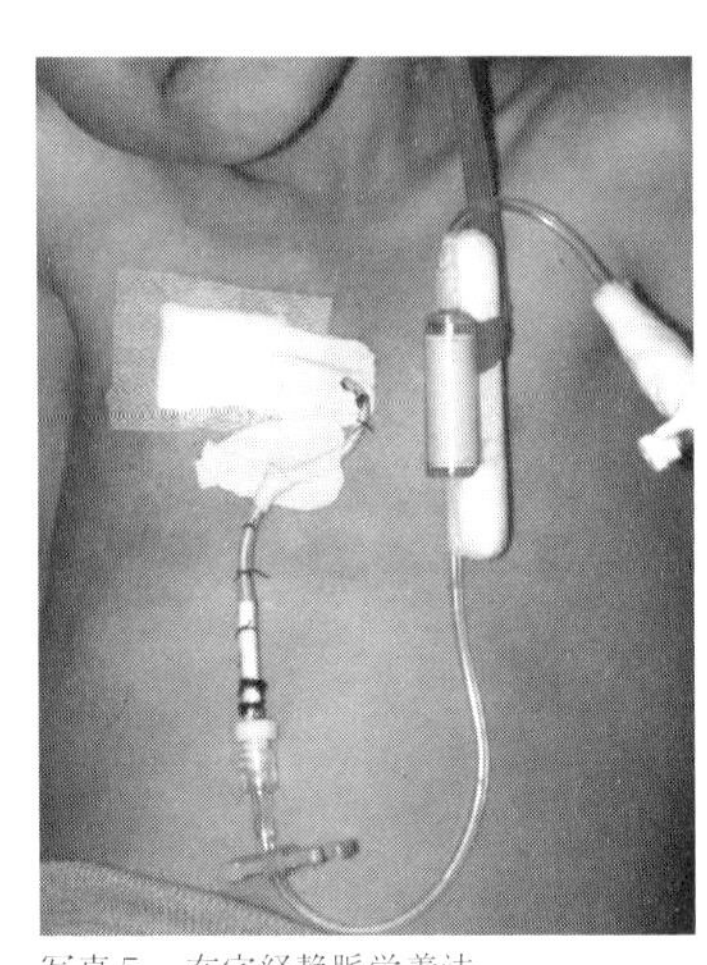

写真５　在宅経静脈栄養法
ブロビアックカテーテルの管理

生涯を通した管理体制になったのである。写真５はブロビアックカテーテルを自己管理しているところである。そして、快活な少女として小学校から中学校と地元の学校へ通った。つまり、夜間のみのＨＰＮを受け、昼間は友人と通学する生活を続けたのである。そして、やがて県立高校の普通科へ進学した。自我に目覚めたころから自らの運命を自覚できていたにもかかわらず、多感の少女期に達しても苦しみや辛さを漏らすこともせず、常に明るく振る舞う姿に、私のみでなく病院関係者ともどもどれだけ勇気づけられたことか。はやりのルーズソックスをつけて病院へ現れ、診察室のカーテンの袖から顔だけを出してじっと私を見つめ、にそっとお茶目に笑って帰って行った姿が今になっても浮かんでくる。

高校の三年になると将来のことを盛んに口にするようになり、検査技師になって私たちの病院に勤めたいと言い始めた。そして医療を受けながらそのための授業も受けられる学校が東京にあることを調べあげてきた。親から離れた生活をしてまでそれを実現したいと頑張ったのである。私は、自立して医療行為と学業の両立は難しかろうと止めにかかったが、彼女はそれを無視するように行くと言い張った。そして、ついにそれを実現させたのである。私は、亮ちゃんのすばらしい勇気と気力に圧倒され、彼女の行動を認めざるを得なかった。平成一〇（一九九八）年のことである。

そして、東京での単身生活も持ちまえの気力で乗り切り、授業を終えた後、HPNのための準備と実践、そして後片付けまでを一人でこなしていったのである。その中で一度だけ私に泣きながら電話をかけてきたことがあった。強気に生きる彼女でも、自分では如何ともしがたい岐阜県東濃地区の訛りを友人から冷やかされたことがよほど悔しかったようだ。慰めてほしいと甘えたくなった彼女の心の内がひしと伝わり、一緒になって友人を咎め合ったことを憶えている。

しかし、いかにも残念なことに、あとわずかで卒業という一九歳の春に、突然もろくも亡くなってしまった。私は、東京でお世話になっていた病院からの電話連絡でその事実を知らされた。どうやら、HPNのために使用されていたカテーテルに伴う合併症がその原因であったようだ。私はそれを確かめる気力も失せたまま、お世話になったお礼の言葉もそぞろに受話器を下ろしたことを憶えている。

その瞬間とあとしばらくは、私にとってとてもつらい時間になったが、約二〇年を経た近ごろでは、亮ちゃんと過ごした日々の一つひとつがあの輝くような笑顔とともに思い出され、危険を承知で、遠くへ出してまでも彼女の夢を見守ろうとした決断をそれで良かったと思えるまでになっている。

資料1　長屋昌宏：幸（さち）、小児外科、二〇〇三年．

自分で決めたリキちゃん

小児における短小腸症候群の一般的な定義は小腸の長さが七〇センチメートル以下になった子どもたちのことであるが、これは小腸が侵されるものの結腸は温存されている場合を指している。それに対して、全ての結腸の機能を失ったうえに小腸も侵された場合には、どれだけの長さをもって短腸と呼ぶかに関する明確な定義は存在しない。ヒルシュスプルング病の中で、病変部が全結腸を超えて小腸上部にまでおよぶ子どもたちがこれに該当する。

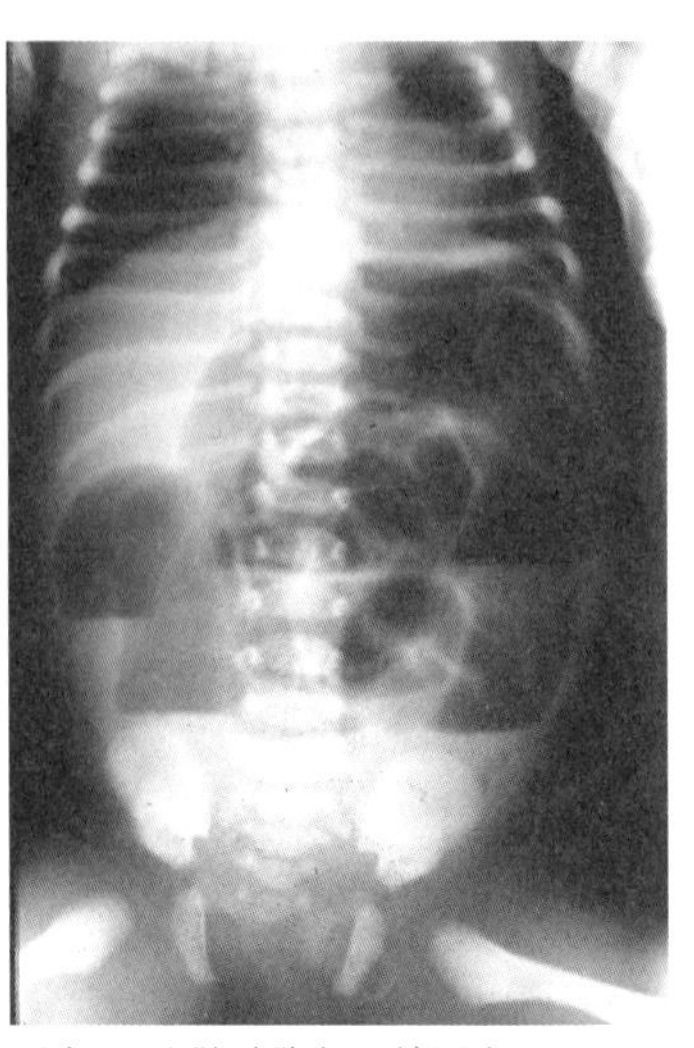

写真6　入院時腹部Ｘ線写真
小腸の鏡面像を伴った拡張像を認める。

リキちゃんは、平成二（一九九〇）年に生まれた三二〇〇グラムの男児で、生後一日目に腹満を主訴に入院してきた。写真6のように鏡面像を伴った拡張腸管を認めたことから腸閉鎖症の疑いで開腹してみると、そうではなく、写真7のような全結腸型のヒルシュスプルング病で、しかも病変範囲が全結腸を越えて小腸の始まりであるトライツ靭帯から六〇センチメートルまでの最重症例であった。同部に人工肛門を造設した。

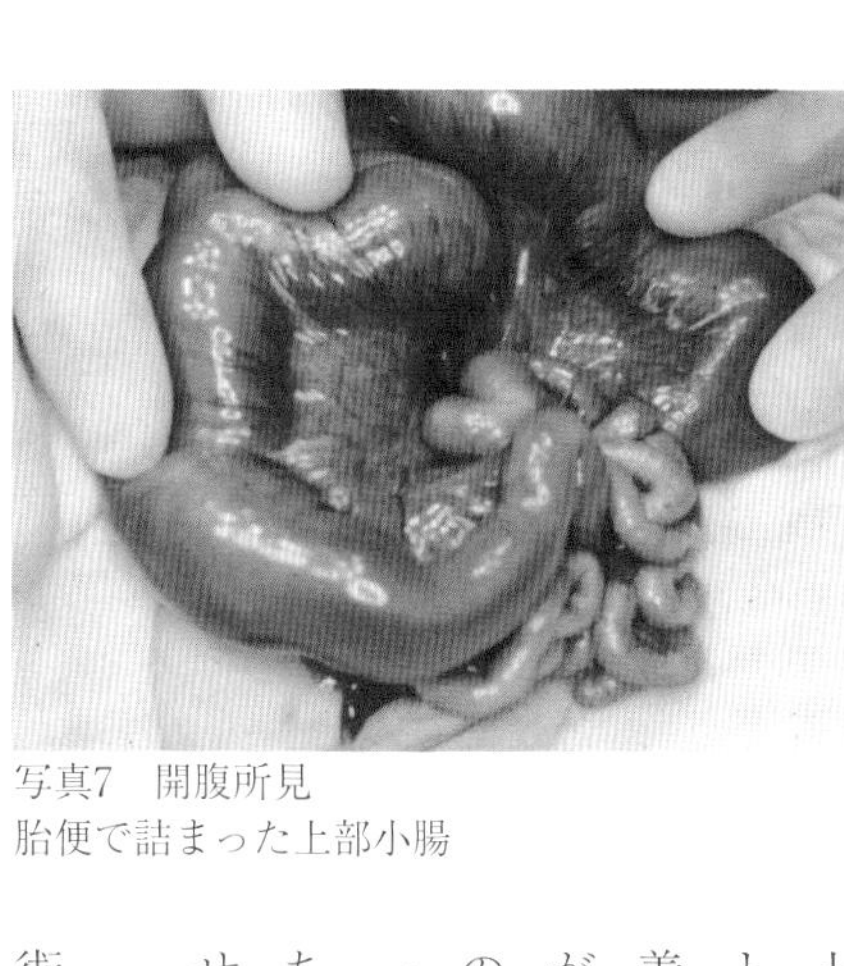
写真7　開腹所見
胎便で詰まった上部小腸

リキちゃんが入院した一九九〇年以前に私が経験した全結腸型のヒルシュスプルング病は一七例であるが、そのうち五例を失っており、いずれもがトライツ靭帯から六〇センチメートル以内の症例で、栄養管理の行き届かないまま亡くなった。そして、一二例がやがて経口摂取のみで生活できるようになったが、その中で小腸が最も短かった症例は、トライツ靭帯から一一〇センチメートルまでであった。したがって、リキちゃんはその約半分の長さしかないことになり、生存させるためには相当な困難が予想された。

そこで、生後五カ月で早々とマーチン法による根治手術を行った。それは、この術式が消化吸収面積を拡大させるために開発されたものであったからである。具体的には、ヒルシュスプルング病に侵された腸管を切除して、健康な小腸を肛門にまで導き、そのうえに運動機能は失われているものの水分やミネラルの吸収能を備えている結腸の一部を小腸に貼りつける（側々吻合する）術式である。この手術を終えた時に計測されたリキちゃんの全腸管（トライツ靭帯から肛門まで）の長さは五三センチメートルであった。この間の栄養管理はもっぱらTPNに依存しており、経口摂取はお情け程度の成分栄養剤に留められていた。そのうえ、根治手術後の消化機能に期待したほどの改善が認められなかったので、これは、極めて長期にわたるTPNが必要になると思われた。そこで、昼間の活動範囲を広げ、やがてHPNへ移行するために、早いうちから夜間のみの間歇的TPNを取り入れた。そして、昼間に少量の成分栄養剤を投与していった。

この管理体制が定着してから比較的順調に経過したので、一歳四カ月になって初めて離乳食がごく少量から始められている。幸い激しい腸炎を併発することもなく経過し、この状態で小学校へ入学する時を迎えた。そこで、母親にHPNへ移行するためのノウハウと経口摂取の進め方を教え込み、それに慣れたところで退院していった。

私たちがはらはらしながら見守るなかで、リキちゃん親子は在宅での栄養管理を順調にこなして行き、リキちゃんは快活な子どもとして友人にもまれながら成長を続けた。そして、HPNの物品調整や成分栄養剤を受け取るために定期的に来院したが、この間、在宅医療支援室のスタッフと親しく接し、ここが彼の居場所になって行った。

八歳時に行われた検査で胃から肛門までの通過時間が二五分であり、HPNは欠かせられないと判断されている。そのために間歇的HPNに少量の成分栄養剤と重湯程度を投与する栄養管理が辛抱強く続けられたのである。

そうこうするうちにリキちゃんはしびれを切らしたかのように家族の食事の中から、豆腐、かぼちゃ、人参、大根などをつまみ食いするようになったという。親はリキちゃんを不憫に思う気持ちからそれを咎められず、見て見ぬふりをしていたようだ。はじめこそは面白半分であったろうが、意外にもそれを受け付ける消化機能に、少しずつエスカレートしていき、ついには便量を見定めながら食べる量を自分で判断できるようになって行ったという。この間私には何の報告もなかった。

やがて、中学校へ入学したが、母親想いの優しい性格を閉ざして周囲に反抗するようになった。それのみか、遊びに夢中になって友人の家に泊まる夜などで大切なHPNを放棄するようになり、整腸剤なども服用しなくなっていったようだ。そして一六歳に達した七月、HPNを行わなくとも成分栄養剤とわずかな食事のみで通常の生活のできることを自覚できたのであろうか、突然、ＨＰＮのためのカテーテルを抜去して欲しいと願い出たのである。どうやらそれ以前から在宅医療支援室の看護師と相談していた節があり、私に一喝されるのが恐ろしくてなかなか言い出せなかったようだ。だからまさに意を決した訴えであったのである。驚きながらこの間のいきさつを聞かされた私の「大丈夫か」と心配する声に、「低血糖の時に舐める氷砂糖はちゃんと用意してあるから」と動じなかった。

こうして彼は一六歳でＨＰＮから離脱したのである。私の判断からではなく、リキちゃん自らが決めたことであった。退院したら友達と海へ行くんだと張り切って帰って行った。

それから一五年が経った。もう病院へは来ていないようであるが、在宅医療支援室の当時の看護師とは今も連絡を取りあう関係にあって近況を教えてくれるという。最近になって彼女を通して彼と連絡が付き、私をわざわざ訪ねてくれた。

大変元気な青年に成長していることに驚かされた。食事は家族と同じものを制限なく取ることができるという。そして、今は小さな会社を立ち上げ、妻も娶（めと）ってなんと一女の父になっていた。もう三〇歳になっているはずだ。

排尿・排便障害を遺した子どもたち

脊骨（脊椎）、なかでも腰椎から仙椎（仙骨）に異常を伴って生まれる赤ちゃんがいる。脳外科の範疇にある二分脊椎といって脊椎が局所的に割れている先天異常が知られているが、私の分野では、鎖肛（肛門の先天異常）に合併する仙骨異常がある。

脊椎に異常があると、そのなかを走っている脊髄が障害を受けやすく、その影響がそれより下位の運動や知覚障害になって現れる。交通事故などで脊椎を痛めた人たちからも理解されるように、一旦侵された脊髄を正常に復する医学がいまだに開発されていないがために、こういった人たちは、その障害を甘んじて受け止めねばならないのである。

私の関係した脊椎異常はその大多数が仙骨異常であったので、下肢の運動障害よりも肛門や膀胱の機能障害が全面に出されることが多く、それが彼らの生活の質を著しく制限させることになった。つまり、排便や排尿の自立のできないまま、便秘や汚染、さらに失禁という愁訴に苦しむことになったのである。

鎖肛と仙骨異常

鎖肛と呼ばれる先天異常がある。写真8のような肛門や、そこに続く直腸の形態異常である。この疾患は外科的先天異常のなかで最も頻度が高く、私の経験でも四二七例とずばぬけて多かった。

直腸と膀胱や膣が発生の途中でお互いに関係しあうことと、肛門がそれらとは異なった皮膚の原基から形成されることとが合わさって、一言に鎖肛といっても極めて多様な形態を成す。それらは国際的に男女を合わせて三十数種類に分類されているが、臨床的見地、つまり肛門をいかに造るかという観点からおおざっぱに三型に分けられている。つまり、直腸がはるか高いところに終わる高位型と肛門部皮膚の近くまで下りている低位型、そしてその中間型に分類され、選択される術式がそれぞれ異なってくるのである。鎖肛の子どもたちの手術は、単に肛門を造ることだけでは十分とは言えず、そこに機能を備わっていなければならない。つまり、便意を感じ、排便を済ませたら、その後は便で下着を汚さない習慣を獲得でき

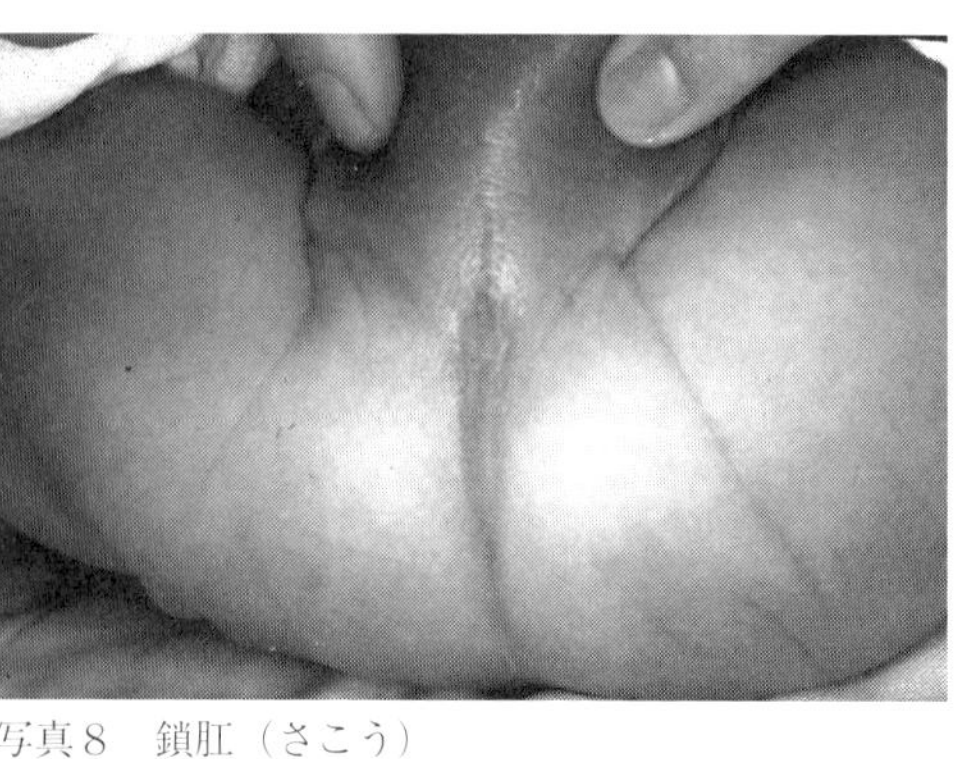

写真８　鎖肛（さこう）
肛門を欠いている。

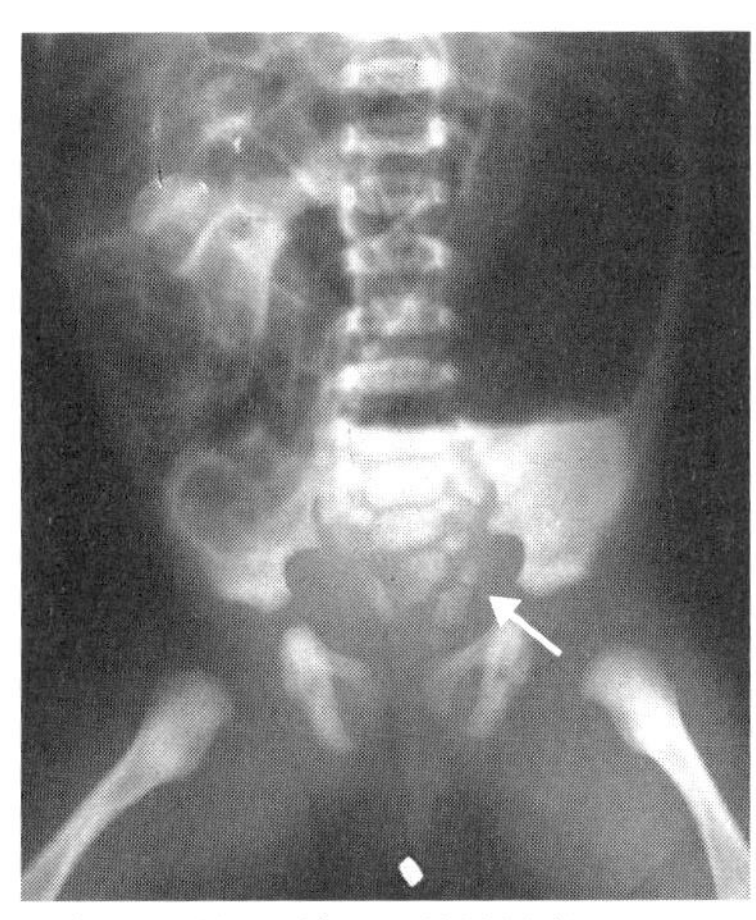
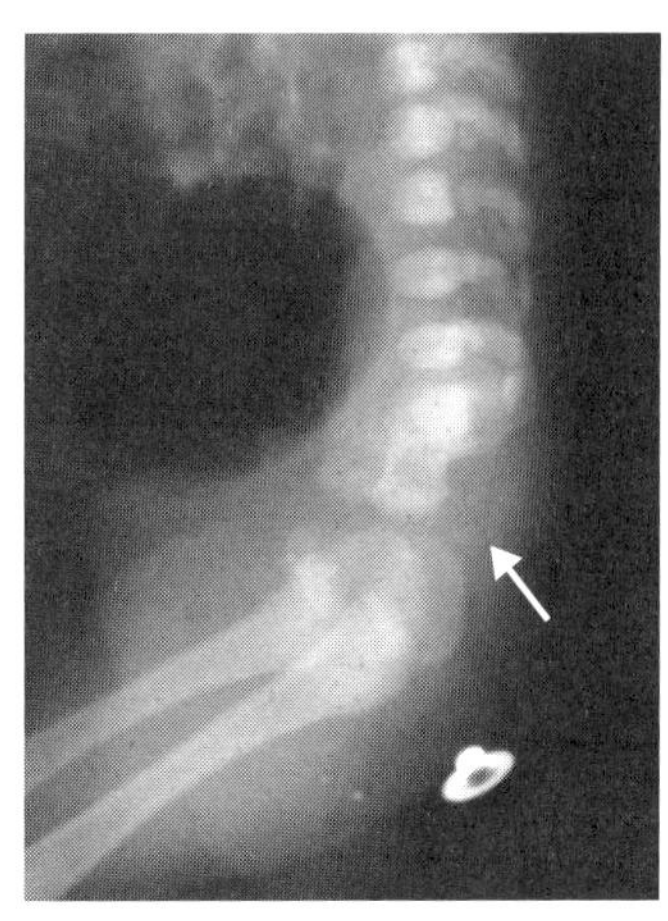

写真９　鎖肛に伴った仙骨異常
左は変形偏位した仙骨を認める。右は仙骨と尾骨を欠損している（矢印）。

ないと成功したとは言えないのである。

それには、それを司る筋肉を備え、その筋肉を動かす神経が侵されていないことが必須の条件になる。肛門の周囲には内と外の肛門括約筋という筋肉があり、それとそれより重要と言われる骨盤底筋肉、なかでも恥骨直腸筋という肛門挙筋が直腸末端を取り囲んで便を留めている。これらの筋肉は主に仙骨から出ている骨盤神経によって司られている。したがって、肛門を造るにあたり、これらの構造を温存できれば、それから数年を経て正常かそれに近い排便習慣を獲得できる。

一方、排便習慣を獲得するために必要な構造、とくに仙骨に異常を伴う子どもたちがいる。写真９の左の仙骨は変形して左へ偏位する異常があり、右は仙骨そのものを欠損している。これらの異常を伴った子どもたちは、そこから出ている骨盤神経が侵されやすく、そのために排便はもとより、同じ神経支配をうける排尿にも支障をきたすことがある。私が経験した鎖肛のうちで六七例（一五％）に仙骨異常が認められた。その程度はさまざまであり、それらのすべてに神経障害を伴ったことではないが、そのなかに肛門を造りえても、神経障害からその機能を獲得できないまま排便や排尿に関する愁訴に悩まされ、新たな対応を迫られる子どもたちがいた。

排便障害を遺した子どもたち

鎖肛術後の排便に関する愁訴には便秘と汚染がある。便秘に関しては、下剤のみならず、坐薬や浣腸を用いた強制排便を定期的に行っていきさえすれば、それで日常の生活におおむね支障なく対応できた。一方、それよりも悩ましい愁訴は、汚染と言って排便後に失禁をきたして下着を汚すことである。そこから発せられる臭いが社会生活を著しく制限するからである。汚染の原因として最も多かったのは、手術後に肛門から粘膜の脱出を来す脱肛であったが、この場合には再手術をすることでほぼ克服できた。それに対して、仙骨異常によって骨盤神経に障害を来したことが原因になった場合には、管理に難渋し生涯にわたって子どもたちを苦しめることになった。つまり、神経障害から肛門挙筋群の機能を期待できず、直腸にまで下りてきた便をそこに留めておくことができないのだ。かりに定期的な強制排便を行ったにしても、残った便塊や便汁が腹圧のかかった時などに肛門から漏れてしまい、下着はいつも便汁で汚染されることになるからである。

こういった子どもたちの親子は、あの手この手を使ってなんとか汚染から逃れようと、また、汚染から発する臭いをなくそうと努力している。しかし、いかようともし難く、ついにこの愁訴から抜けきれなかった一〇例では、最終的に肛門からの排便をあきらめて、永久的な人工肛門を腹部に付けざるを得なかった。全てが高位鎖肛に高度の仙骨異常を伴った子どもたちであった。

排尿障害を遺した子どもたち

仙骨異常を伴った鎖肛の子どもたちを悩ませる今一つの後遺症は排尿障害である。排尿は複雑な神経支配によって司れている。それらは膀胱頸部（内尿道）括約筋を支配してそこをしっかりと閉じる働きを成す交感神経と、排尿時に膀胱壁を収縮させる副交感神経、それと外尿道括約筋を支配して随意的に排尿を止める陰部神経（脊髄神経）であり、それらが協調的に作用して排尿行為をかたどっている。この協調運動は延髄の排尿中枢でコントロールされていると言われている。これらのうち、副交感神経が仙骨から出ている骨盤神経に含まれるので、その

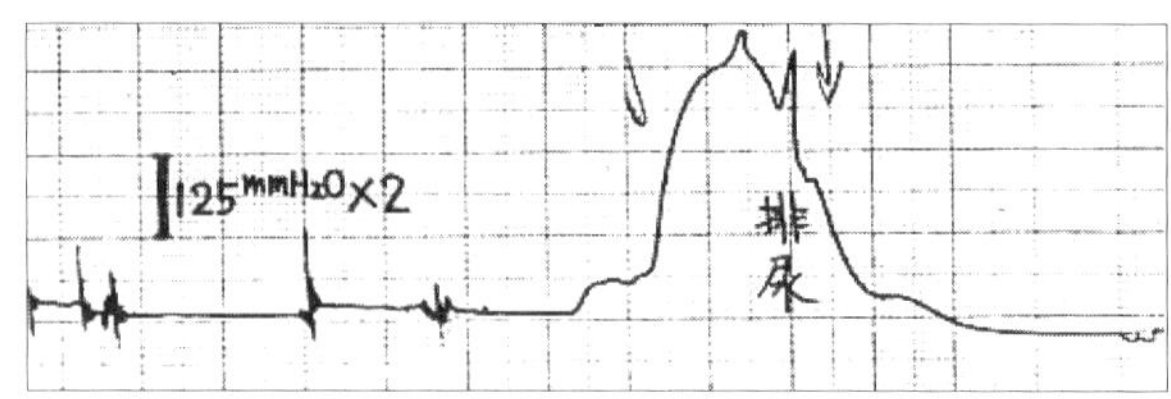

図２　排尿時膀胱内圧測定（正常児）
排尿を促すと、膀胱内圧は750mmH_2O以上に上昇し続けて一気に排尿し、呼吸に関係なく排尿し終わるまで下降しない

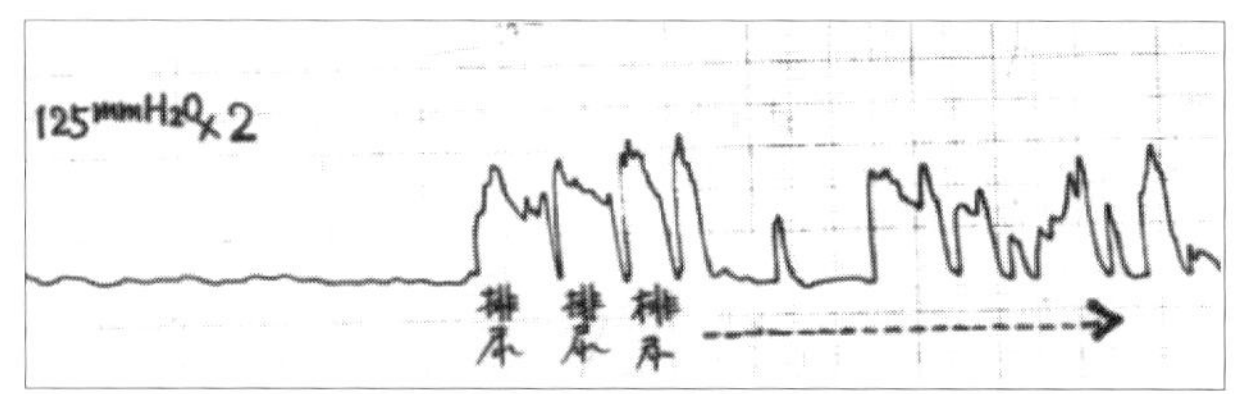

図３　排尿時膀胱内圧測定（神経因性膀胱児）
排尿を促すと、力んで排尿し、膀胱内圧は上昇するが、せいぜい300mmH_2Oまでで、吸気で力みが抜けると内圧が下降し、また力むと上昇するパターンを繰り返す。

障害がいわゆる神経因性膀胱という形になって現れる。つまり、協調運動のくずれから膀胱が常に収縮状態に置かれる緊張型のタイプと、逆に弛緩したまま収縮の生じないタイプに大別され、その間にいくつかのパターンがあるとされている。いずれの形をとろうとも尿意を感じて排尿する習慣を獲得できないのである。図２と３は排尿時の膀胱内圧をトレースでとらえたものであるが、図３の神経因性膀胱では図２の正常児と異なって、力んで排尿し、吸気で止まってしまうパターンを繰り返していることが分かる。また写真10は収

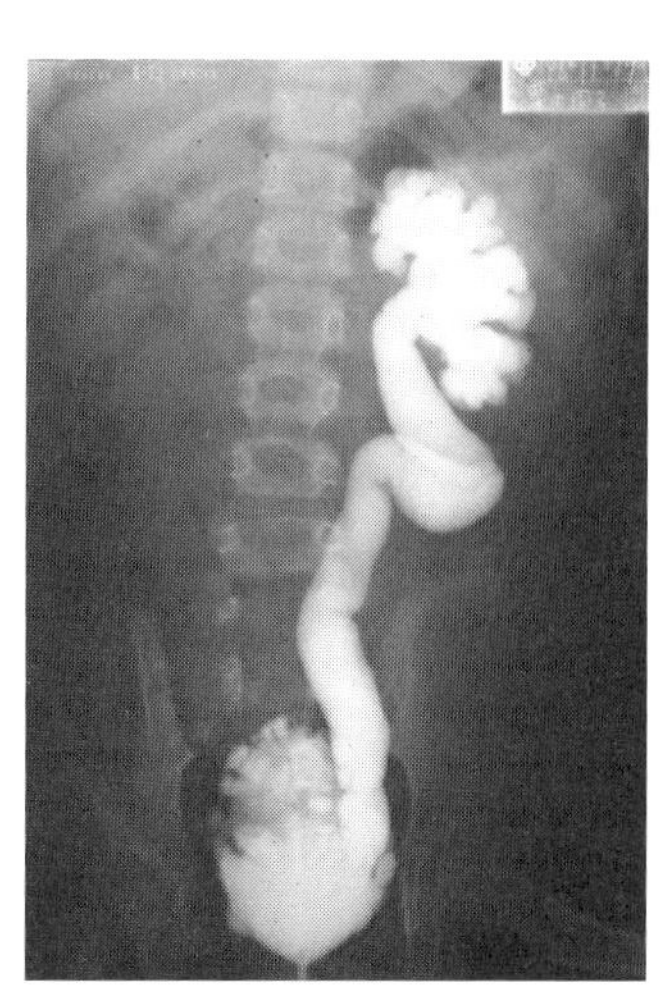

写真10　緊張型の神経因性膀胱
膀胱壁に肉柱形成を多数認め、尿管へ逆流している。右は欠損していた。

縮型の神経因性膀胱で、膀胱は小さく縮んだままで左の尿管へ尿の激しい逆流が生じている。右の尿管は欠損していた。

こういった子どもたちは、尿もれを起こさないように、骨盤神経とは異なって脊髄運動神経の支配下にある陰部神経を意識的に働かせて随意筋である外尿道括約筋を収縮させ、それで尿を堪える習慣を獲得していく。そして、わずかな尿意を感じた時や、そうでなくても、定期的に便器に坐って腹圧をかけて尿を押し出す技を学んでいく。にもかかわらず、笑ったりして腹部に思わず力の入った時などで、随意筋の収縮の外れたその瞬間に残っていた尿（残尿）が漏れてしまうのだ。

神経因性膀胱の管理法として、膀胱を外から圧迫して意識的に尿を押し出す方法（クレーデ法）があったが、尿管への逆流を助長することから行われなくなった。それに対して、間歇的自己導尿（Clean Intermittent Catheterization, CIC）といって、カテーテルを尿道から膀胱にまで通して貯まっている尿を誘導し、一旦膀胱を空にする操作を一日数回行う管理法がある。残尿のある症例には有効な管理法であり、それで失禁から逃れられて生活の質が大いに向上した子どもたちは多くいた。在宅管理の表に示したようにこの操作を行っている子どもたちは九五名と多かったが、それは、鎖肛術後だけではなく二分脊椎の子どもたちも含めてこの手技が歓迎されている証である。

しかし、内尿道括約筋の麻痺を伴った神経因性膀胱では、膀胱内に尿が溜まらず、そこを素通りするように出てくるので、下着は常に尿で汚れ、自己導尿は当然のように有効でなかった。これらの子どもたちの八例では、成長とともに社会生活に支障をきたすようになり、最終的に尿道からの排尿をあきらめて、回腸を用いて作成した導管（人工膀胱）へ尿を導く手術（回腸導管作成術）が必要であった。

在宅医療支援室の仲間たち

排便や排尿に障害を遺した子どもたちは、在宅で自己管理をするための浣腸や導尿用のカテーテルなどを受けとるために長く病院から離れられないでいる。外来の在宅医療支援室の常連であり、ここのスタッフと家族のような関係を保って通院してくれた。私としてはできる限り低くするように努めていたつもりであったが、それでも敷居を高く思うのか、私には直接言えない悩みを支援室で打ち明け、そこを通して私に伝わったこともままあったのである。そこには、排便排尿障害に留まらず、とくに女性では膣の形成異常に基づく性行為の不調についての訴えも含まれていた。

トモちゃんは昭和五三（一九七八）年生まれである。アヤちゃん、ユミちゃん、アイちゃんたちと同じタイプの鎖肛、つまり図4に示したように肛門を欠いたうえに、尿道と膣と直腸が総排泄腔に合体して開き、尿も便も一穴から排出する病型（直腸総排泄腔瘻）で、しかも総排泄腔の長い高位型に分類される重症例であった。それに加えて仙骨異常も伴っていた。生後五カ月で直腸を総排泄腔からはずして肛門が形成された。そして、八歳時に総排泄腔に皮弁を付加した膣形成術が行われている。排便に関しては緩下剤や坐薬を使って習慣を得ることができたが、仙骨異常に伴う軽度の神経因性膀胱が残ったために一一歳からCICを一日に数回行うようになり、それで尿路感染や失禁から逃れることができた。さらに二三歳で性行為の

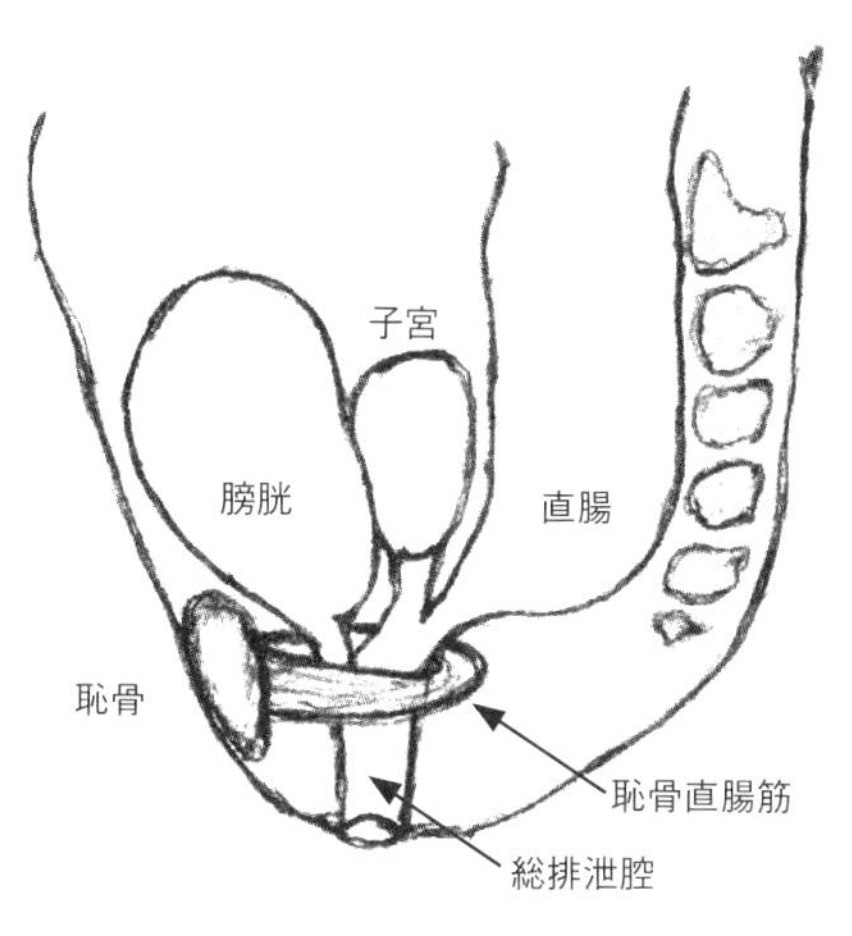

図4　直腸総排泄腔瘻（高位）のシェーマ
肛門を欠き、膀胱と膣と直腸が総排泄腔へ開口し、一穴から排泄される。

不調を訴えたが、膣口狭窄を矯正することで解決できた。社会人になって近医で管理されるようになったので、それ以降もう病院には来ていない。

ユミちゃんもトモちゃんと同じような経過をたどり、ＣＩＣを続けながら社会人として生活できているが、アヤちゃんとアイちゃんは膣形成が不十分で、性行為の不調に悩み続けた。

ケンちゃんは昭和六〇（一九八五）年の症例である。脊椎異常として仙骨欠損があり、それに鎖肛、食道閉鎖、左下肢欠損を伴ったファーター（ＶＡＴＥＲ）複合障害に、十二指腸閉鎖、腸閉鎖なども合併した重症例であった。鎖肛の病型は最も重い直腸膀胱瘻であった。周到な治療計画に沿って手術がなされ、食道閉鎖、十二指腸閉鎖、腸閉鎖からは蘇った。鎖肛に対しては一過性の人工肛門が造設された。そして、一歳一カ月で肛門が形成され、二歳になって人工肛門が閉鎖されている。しかし、仙骨異常に基づく排便障害と神経因性膀胱の管理に難渋することになった。つまり、神経障害から便意が分からなく、また汚染が続くので、浣腸による強制排便が欠かせなくなった。一方、排尿に関しても失禁が激しく、ＣＩＣでも管理しきれなくなったので、令和元（二〇一九）年に、三四歳で腹部に腸管を使った代用膀胱を置いて、そこを間欠導尿で管理するミトロファノフ法が行われている。この手術を契機に生活の質が向上し、コンピューター関係の仕事を続けることができている。

憐憫・外性器異常を遺した子どもたち

胎生期の異常によって外性器に高度の障害を遺す先天異常がある。

胎生初期に完成する体腔のなかで、下方部分の発生に齟齬が生じると、下腹部に重い異常を伴うことになる。そこに関連する臓器としては、下腹壁のみならず、膀胱や直腸、そして、陰茎や膣といった外性器も含まれる。したがって、その発生がどの時点で止まってしまうかによっていろいろな形態の先天異常になりうる。

そのなかに膀胱外反症と膀胱腸裂という極めて重い先天異常がある。膀胱外反症は下腹壁と膀胱頂部が正中で割れたまま出生し、そこから腹圧で反転した膀胱内面が写真11のように脱出する先天異常である。一方、膀胱腸裂はより

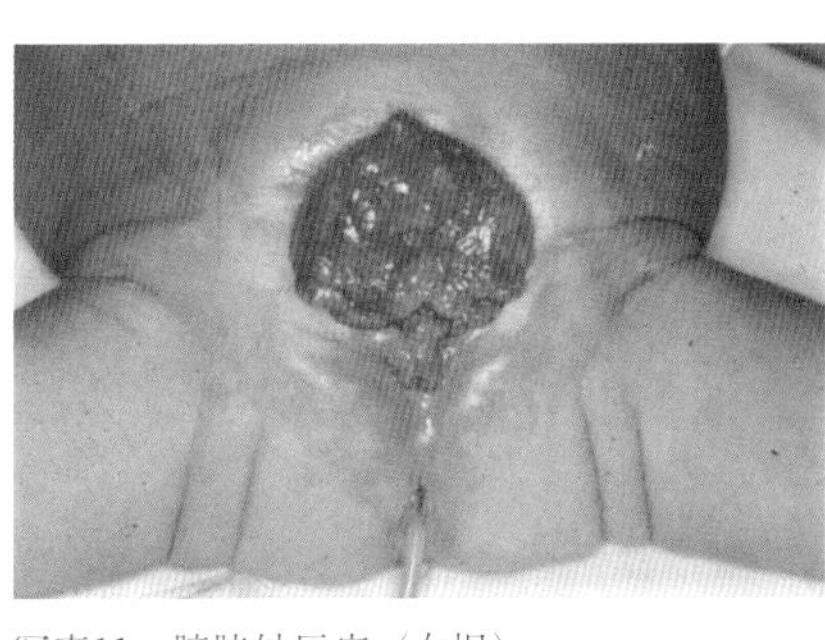

写真11　膀胱外反症（女児）
下腹壁と膀胱頂部が割れてそこから膀胱が反転して脱出している。

重度の異常であるが、結腸の原基である後腸から膀胱が分離する以前で、まだ底部で繋がっている状況で発生の止まった先天異常である。その状態で膀胱頂部が割れてその内面が反転脱出すると、写真12のように左右に二分された膀胱の間に結腸（後腸）の一部が挟まれた形態になる。

どちらの形をとっても、恥骨が左右に離れたままであり、尿道の上面が割れて管を形成しない尿道上裂も伴っている。そして、男性の場合は左右に分かれた小さな亀頭はあるものの陰茎は痕跡的にしか認められず、女性は膣を欠損して外性器という形を成していない。そのうえ種々の型の鎖肛や臍帯ヘルニア、脊椎異常を伴うこともある。

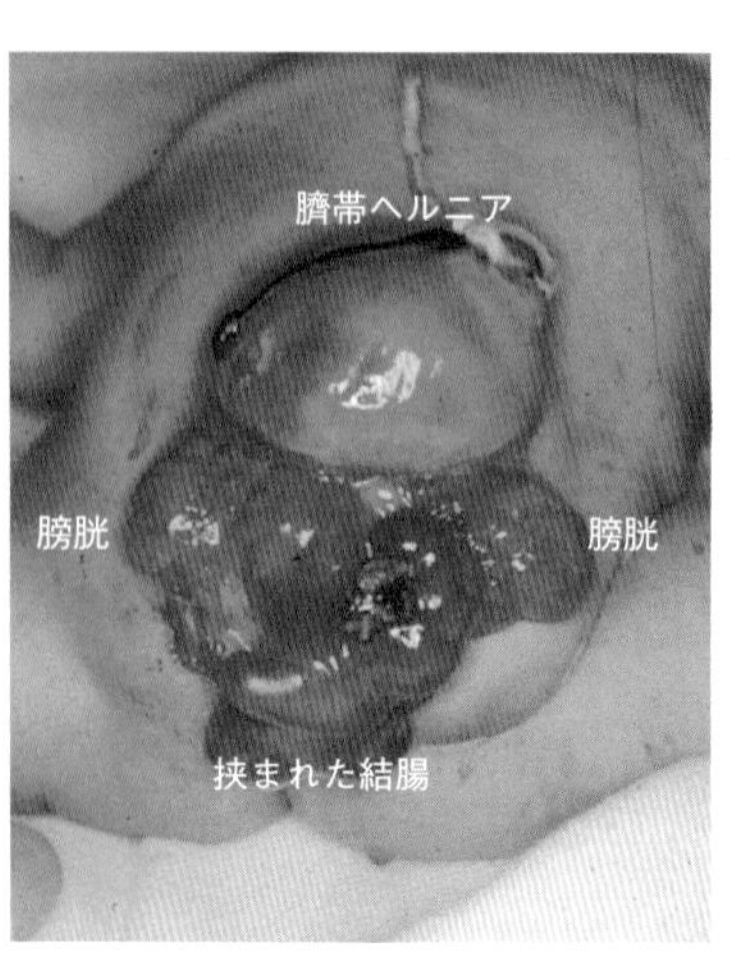

写真12　膀胱腸裂（男児）
二分された膀胱の間に結腸が挟まれている。頭側に臍帯ヘルニアを伴った。

私は六例の膀胱外反症と一四例の膀胱腸裂を経験した。うち七例は入院後早期に多くが尿路感染症から亡くなった。生存した一三例のうち女性の一例は、鎖肛を伴っていたが、尿道上裂のない軽度の膀胱外反症であった（写真11に示した症例）。数回の手術を経て排便・排尿ともに自立でき、やがて外陰部形成も行って性行為も正常に行うことができるようになった。

しかし、他の一二例はいずれも重度であり、内訳は、三例が膀胱外反で、九例が膀胱腸裂であった。

合併した鎖肛に対しては、膀胱外反の三例で肛門が形成され、やがて排便習慣を得ているが、膀胱腸裂の九例は、肛門はおろか直腸も欠損するほどであり、そのうえ、脊椎異常も伴っていたので、全例が肛門からの排便をあきらめて永久的な人工肛門を腹部に付けることになった。

一方、排尿に関しては、一二例ともで機能する膀胱と尿道を形成することができなかった。やむを得ず、回腸導管（人工膀胱）を腹部に造設して、尿をそこへ誘導した。したがって膀胱腸裂の九例は便を誘導するための人工肛門と尿のための回腸導管を腹部に付けることになった。

ここまでは、より重度ではあるものの前項の鎖肛に伴う高度の仙骨異常の子どもたちに近似した処置といえる。

問題は外性器の異常にある。男性は、二分された亀頭を認めるものの、陰茎は痕跡的といえるほどの低形成であり、しかも尿道上裂を伴っているので、それを正常に近い外性器に成形することは極めて困難であった。私は五例に二分された亀頭を合わせながら周辺の組織を利用して陰茎形成を試みたが、どの子どもからも満足できる結果は得られず、機能を伴った外性器にすることはできなかった。一方、女性の外性器は、膣を欠損しており、わずかな窪みしか認められない状態であったが、やがて始まる生理に対応するためにも、その道を作る必要があった。やむを得ず、二例で片方の卵管を外陰部に誘導して形だけの導管を形成した。それで生理血に対応できるようになったが、本来の膣という形態ではなかった。このように外性器に関しても男女ともに機能を回復できなかったのである（資料2）。

これらの子どもたちの内性器としての睾丸や卵巣は正常に形成されている。したがって、やがて第二次成長としての性ホルモンの分泌が高まるのにつれて本能からの性の営みを欲する時が確実に訪れる。つまり、異性を愛し、その究極から性の衝動に駆られる時が間違いなく来るはずなのである。にもかかわらず、それを物理的に行いえない苦しみは、私の想像できる範囲を超えている。突き上げてくる衝動といかんともしがたい自らの体形の狭間で苦しみ、ついには愛を育む勇気を挫かれることもありえよう。この誰にもぶつけられない痛みを思う時、私は、彼らに深い憐憫の情を禁じえないのである。

私は、ここまで多くの障害と関わってきたが、こういった性の喜びを物理的に分かち合えない苦しみを遺した子どもたちが最も哀れに感じられ、だからであろうか、退官して一五年近くになる今日になっても時の節々に「どうしているのだろう」としきりに思い出されるのである。

不憫なミキちゃん

ミキちゃんは昭和五二（一九七七）年の症例である。若い夫婦の第一子で、私にとっては膀胱腸裂の初めての救命例である。重度の膀胱腸裂に鎖肛と脊髄髄膜瘤と臍帯ヘルニアも伴った女児であった。八回の手術を受けて、人工肛門と回腸導管を腹部に付け、車いすを使って移動する状態で社会へ出ていった。そして、お母さんの懸命な介護によって、明るい少女として育っていった。やがて、一三歳で卵管を用いた形だけの外陰部形成を行って生理血を誘導できるようにした。

一七歳の時になんらかの理由から入院したことがあった。高校生になって上半身は立派な女性に成長しており、振舞いにもどこかに色香を感じさせるようになっていた。つまり、卵巣機能は正常と思われたのである。ある時、診察で訪室すると、ベッドに同じ高校生の男性の写真が置いてあった。それを見つけた私に、身を縮め、顔を赤らめながら、「好きな人なの」と教えてくれた。私は、「そう」と言ったものの、その後が続かなかった。それは、今は淡い憧れであったとしてもやがて深い情愛に育った時のミキちゃんの苦悩が一瞬のうちに頭をよぎり、慰めようのない哀れみから言葉を失ったからである。

彼女が一九歳になった時に一度お会いしたことがあったが、その後は地元の病院へ転院したこともあって連絡が取れなくなっていた。そして二三歳になった平成一二（二〇〇〇）年に電話で連絡を取ってみたことがあり、元気に会社勤めをしているとの声にホッと安堵したことを憶えている。やがて私は職を終えたのである。

そして約二〇年の歳月の流れた令和二（二〇二〇）年の八月に、何の連絡を取らずに突然、私がお手伝いをしている病院を訪ねてくれたのである。インターネットから私の居場所を知ったようだ。昼休みになり、私が外に出ようと駐車場へきたところを待っていたかのように、お母さんが、「ミキの母です」と言いながら小走りに近寄ってきた。驚いた私の、「ミキちゃんは？」に、「あそこにいます」と指さされた。ミキちゃんは、お母さんの軽自動車の助手席に座ったままで、走り寄った私を子どもの頃と変わらない笑顔で迎えてくれた。私は、思わず両手でミキちゃんの両頬を包んで喜びをいっぱいに表現した。ミキちゃんはもう四三歳になったと笑った。そして、私の「どうしていたの？」という問いかけに、四半世紀におよんだ自らの苦悩を、「仕事をしていたけれど、鬱になったので今はやめている」と笑顔を崩さず、いつもの甲高い声で短く表現した。そう話しながら遠くを見つめたミキちゃんの眼差しが、どうしようもなかったやるせなさで一瞬陰ったように感じられ、私に改めて息のつまりそうな哀れみがこみ上げてきたが、それを必死に飲み込んだのである。そして、苦しかったはずの年月を乗り越えた今の、ご両親と三人で過ごす生活がこれからも平穏であってほしいと祈ることしかできなかったのである。

また、私とミキちゃんの会話を傍らから笑みを浮かべながら見守っていたお母さんからは、辛い時を乗り越えて今はミキちゃんの全てを大地のような平静不動の境地で受け止めている様子が伝わり、初めてお会いした時のまだ若く少女のようであった頃から人として大きく成長されたお姿にも深く感じるところがあったのである。

資料2　加藤純爾、長屋昌宏、他：膀胱腸裂症例の長期予後．小児外科、二〇〇二年．

第7章

随想

共に生きる

昔にあった共に学びともに遊ぶ

私が小学校（当時は国民学校初等科）へ入学したのは終戦の年の昭和二〇（一九四五）年四月である。したがって、私は日本が思想的にも経済的にも、そして教育的にも大混乱であった時代に義務教育を受けたことになる。

私の実家は、豊橋市のほぼ中心部にあり、終戦の二カ月前にあった一斉爆撃で一夜にして焦土と化した。私が入学した学校の建物もコンクリート建てであった部分を残して焼けており、近くにあった旧兵舎に机を並べただけの仮校舎で二年から四学年までを学んだ。

その頃の豊橋市には知的障害児や肢体不自由児のための養護学校はなかった。それのみか、普通学校にも特殊学級などはなかった。だから、私が通った学校では、各クラスに一人か二人の障害のある子どもたちがおり、今でいう特別支援教育などという制度もないまま、皆と学び、共に遊んだ。私のクラスにも心身ともに遅れた君ちゃんという名の女の子がいた。彼女はとても貧しい身なりをして痩せており、顔色も冴えず、内臓にも異常のありそうな子どもであったように記憶している。

私たちはその子とどのように付き合っていたのだろう。君ちゃんは走ったり早く歩いたりができないので、学校へは時間を早めてみんなで連れて行った。時にはおぶって行ったこともある。その頃の学校や校区で流行っていた遊びは、かくれんぼや缶けりなどであったが、君ちゃんは動きが鈍く、そのうえ知的にも遅れていたので、いつも最初につかまってしまう。また、鬼になると、逃げた友達を捕えられず、いつまでたってもゲームが成立しなかった。

私たちがこの状況を解決するために考えたことは、君ちゃんを遊びから外すなどという冷ややかな短絡ではなく、一緒に遊びはするが、鬼の責務からは外そうということであった。そうすればゲームが成立するし、君ちゃんが鬼ばかりになって悲しむこともなくなるだろうと考えたのだ。それからは遊びの初めに、「君ちゃんはおはぐろね」と言って互いに了解を得た。それで誰も文句を言わなかったし、君ちゃんも満足していたように思う。

区別してとらえる観念

それから七十数年を経て、日本の社会はすっかり変わってしまった。敗戦からの復興を成し遂げんと、ひたすら物質を追求し、ものの価値を金銭に換算して評価する社会が是とされるなかで、自由の意味をはき違えて物心ともに私腹を肥やす自己中心的な考え方が主導になった。そして、それは、教育の場においても学歴偏重の詰め込み授業になって現われ、終戦直後に自然にあった障害のある子どもたちとの共生のあり方を一蹴してしまった。それのみか彼らを普通学校から一線を画した特別支援学校という枠でとらえ、彼らには彼らにあった教育を成すという美辞を並べて離してしまっている。そして、世の中の人たちも、彼らが普通学級においてはわが子の授業の進行に差し障りが生じるという利己的な根拠から、何の疑念も挟まずにその体制で良いとしている。そして、教育の場に限らずそれ以外の分野にも障害とか障害のある人たちを区別してとらえる観念が人の心に深く浸みこんでしまった。

一九世紀の後半から始まった細菌学の発展は、それまで不治の病とされてきた結核をはじめとした多くの感染症を治しえる状況へと導いた。そして二〇世紀に入ると、ペニシリンの発見をかわきりにして、手術法や麻酔法が広く進展し、合わせて種々の医療機器が開発されて医学の幅が一気に広がった。これらの近代医学の発展は、その時点で治しえる状況、つまり疾病と、切断肢などの治しえない状況、つまり障害との境界を明らかにした。そして、疾病に対する医療と、障害に対する福祉という観念を定着させて区別し、それぞれに、異なった角度から種々の社会的対応を展開してきた。

医学の教えること

しかし、二〇世紀後半から、とくに今世紀に入ってから驚異的な発展を続ける分子生物学（生命現象を遺伝子などの分子を使って解明する学問）は、こういった理解の矛盾点を相次いで明らかにしている。そのなかからいくつかを挙げてみると、

私が関係し、長らく原因不明とされてきた先天異常が、実は遺伝子変異に基づいていることを相次いで明らかにしていることがある。それのみか、次のステップとして先天異常に対する遺伝子治療の道もすでに探り始められているのだ。そしてその成功例がすでに成書になって明らかにされている（M・ジョンソン、K・ギャラガー著『十億分の一を乗り越えた少年と科学者たち』二〇一八年、紀伊国屋書店）。このような事実は、治療が困難であることから真っ先に障害とみなされてきた先天異常の子どもたちも、近い将来、それをもたらす遺伝子変異を正す治療によってそこから蘇る、つまり疾病としてとらえられる時代に入っていることを示唆しているのではなかろうか。

また、米国の女優であるアンジェリーナ・ジョリーの告白から世に知られ、社会的にも大きな関心を呼んでいる遺伝性乳がん、卵巣がんのようながん遺伝子の保有は、人の将来を分子生物学的に予測できる時代に入ったことを意味している。そして、将来を予測するという観点からは、発がんの予測に留まらず、二〇一一年に登場した無侵襲的出生前遺伝学的検査（ＮＩＰ

T）と呼ばれる胎児の診断法も見逃せない。これは、妊婦の血液中に微量に混入する胎児の細胞から彼らの染色体や遺伝子解析を行うものである。現在でこそ倫理的側面から対象の妊婦が制限されているが、理論的には胎児の全ての遺伝子解析が可能になり、近い将来、胎児診断法の主体となるであろうと考えられている。こういった遺伝子学的に将来を予測された人たちは、胎児も含めて、自らの運命を背負って生きて行かねばならないが、やがて発症することになるのであろう疾病の治療法がその時点で未開発であるならば、今は健康であったとしてもすでに障害を抱えていると言えるのではなかろうか。

さらに、分子生物学から離れた分野においても、急性疾患としての医療を受けて救命されたものの、慢性期に入ってなお医療を続けながら在宅で生活している人たちの存在もある。彼らには医療と福祉の両面からの支援が必要であり、どちらかの範疇に入れて考えられることではない。

このような分析から明らかのように、昭和の時代に一旦、明瞭になった、治る状況（疾病）とそうでない状況（障害）との医学的な区別が、平成の時代を通して再び混沌としてきたのである。そして、つまるところ、医学の進歩は、健常と疾病、さらに障害を線引きして区別し、ある枠を作ってとらえることの危険性を教えていると言えるのではなかろうか。

社会の取り組みの変化

社会は、人を区別してとらえる愚かさを医学の進歩から気づいたのか、ようやく新たな舵取りを始めているように思われる。それらは多くの法律や条約の制定になって現れている。国際的には、国際生活機能分類（二〇〇一年）の提唱を皮切りに、二〇〇八年の障害者権利条約の制定になって具現した。一方わが国においても、平成一七（二〇〇五）年に障害者自立支援法が成立し、二〇一二年の障害者総合支援法の制定につながった。

これらの規約は、いずれもが障害のある人たちのとらえ方を、それまでの国家保護、弱者救済という上から目線の方向から、社会連帯、自立支援という対等の方向へ転換するように唱っている。つまり、障害のある人たちを区別してとらえるのではなく、人権を尊重して、彼らが地域で共生し、必要な支援を受けながら自立した生活の送れるような社会へ変わっていかねばならないとしている。障害者権利条約制定のスローガンである「Nothing about us without us」は誠に意を得て解りやすい。

意識改革

障害とか障害のある人たちに対する新しいとらえ方が、法律や条約から建て前として提唱されたこと自体は、大変喜ばしいことと考えるが、私は、その実現には相当の意識改革が必要であると考えている。それは、教育を含めた社会制度はおろか、国民の意識のなかにすでに定着している人を区別してとらえる観念を根本から改めない限り、その実現は難しいと思うからである。

例えば、電車に設けられている優先席は、今や何の違和感もなく国民に受け入れられているようであるが、私は、それ自体がすでに枠であると考えている。それがあるがために、乗客の意識が自然ではなくなり、義務とか権利からの行動になりえるからである。つまり、権利として座るとか、義務として譲らねばならないといった意識に促される行動では、真の共生は成り立たないと考える。

そうではなく、優先席なぞはなくとも、自然に席を譲りあう習わしがあってこそ真の共生が成り立つと考える。そのためには、このような行為が自然になされる心の備えが必要であり、それを育む広い範囲の教育、なかでも小学校教育が最も重要と考えるが、そこで、枠を作って人を区別することの愚かさを教えていくことこそが、法律などの制定に先駆けて必要であると思われる。そこから国民の意識が改まっていった時にはじめて新の共生の道が実現されると考えている。

時代背景こそは異なっているものの、かつて私が子どもの頃にあった障害のある友人とともに遊び、そして学んだ過ごし方が、それから長い曲折を経て、異なった角度から見直されて行きそうな空気を感じている。そこに至るまでには、長い年月が必要であろうが、物質に代わって穏やかで豊かな心を得て共に過ごすことに幸せを求める世であってほしいと、令和の若者に大いに期待したいと思っている。

跋・遥かなる思いのなかで

「包帯は薄（すすき）のごとく自由なり」

これはコロニーの病院が開設された昭和四五（一九七〇）年当初から医事課係長としてお勤めになった北川博邦氏（故人）の作品であるが、使用済みの包帯を再利用するために洗濯をして、屋上に作られた物干し竿に幾本も並べて干してあった状況を詠まれたものである。今でこそ、感染の危険性から包帯を再利用することなどはなくなったが、物資の不足していた当時ではどこの病院でも普通になされる作業であったのである。さらりと詠まれた一句から、当時の社会情勢と医療環境をうかがうことができるが、私には、このあと幾人かの看護師が輪を作り、おしゃべりをしながら取り入れた包帯を丁寧に巻き上げていた和やかな情景も思い浮かぶのである。

本書を執筆しながら、そのつどその頃の情景が蘇ってきた。開設したばかりの病院で何も分かっていなかった先天異常の赤ちゃんと取り組み始めたころ、とにかく知識を得なければと分厚い外国の教科書を使ったいくつかの抄読会、それに上積みするための文献を母校の図書館に潜って漁り、しきりにコピーをとったことなどが懐かしく思い出される。また、自分の車を運転して赤ちゃんを迎えに産院へ急いだこと、そこで、産科用の膿盆に胎盤とともに入れられていた赤ちゃんを拾いあげるようにして連れて帰ったこと、さらに、夜の白む頃になってようやく落ち着いた赤ちゃんを看護師に委ねて帰る道すがら、森へ逃げ帰る幾羽ものこうもりに出くわしたことなども蘇ってきた。それから、診療の一段落した夕方に、約二キロメートルあるコロニーの外周道路を皆でジョギングしながら互いの気持ちを確かめ合ったことも懐かしい。

記録を改めてみると、私が現役を務めた三十三年間に少なくとも一年以上を共に働いてくれた小児外科医は四七名におよんだ。そのうち二五名の人たちは私の母校である名古屋大学の小児外科グループから来てくださった。そして、それ以外の二二名は北海道から九州までのいくつかの大学から主に私との私的なつながりを手繰って参加して下さった。彼らの協力がなかったならば私の医療は一日たりとも進まなかったし、そして何よりも、私の独断と偏見に満ちた手作りの診療を辛抱強く支えてくださった。さらに、昼夜を厭(いと)わず赤ちゃんを守り続けた看護師や救急車を運転してくださった運転手を含めた事務官、それから薬剤師や放射線技師、検査技師などのパラメディカルの諸君も私を快く守ってくださった。

こうして私は、何も見えないほどに遠く、靄(もや)のかかっているほどに不明であった広くて大きな、まさに遥かなる赤ちゃんの外科と長い時をかけて付き合うことができたのである。稿を閉じるにあたり、これらの人たちに深甚の謝意を記したい。

本書はやや専門的な記述が多く、読者には難解に感じられるところもあったと思われる。そこをできる限り砕いて記述するために、風媒社の劉永昇編集長のお骨折りをいただいた。ここに心から御礼申し上げる。

令和三年初秋　新型コロナウイルス感染症の吹き荒れるころ。

[著者略歴]
長屋 昌宏（ながや・まさひろ）
1938年、愛知県豊橋市にて、両親ともに小児科医の次男として生まれる。57年、愛知県立時習館高等学校卒業。同年4月、名古屋大学医学部入学。63年、同大学卒業。70年より愛知県心身障害者コロニー中央病院小児外科に勤務する。99年、同中央病院長。現在、愛知県心身障害者コロニー（現・愛知県医療療育総合センター）名誉総長。
[著書]『新生児ECMO』（名古屋大学出版会）、『三州平野』『考える愉しみ　ある老医師の記録』(風媒社)

遥かなる赤ちゃんの外科

2021年11月20日　第1刷発行　　（定価はカバーに表示してあります）

著　者　　長屋　昌宏
発行者　　山口　章

発行所　名古屋市中区大須1-16-29
振替00880-5-5616 電話052-218-7808
http://www.fubaisha.com/
風媒社

*印刷・製本／モリモト印刷　　乱丁本・落丁本はお取り替えいたします。
ISBN978-4-8331-2594-9